YOGA

— FOR —

COMMON AILMENTS

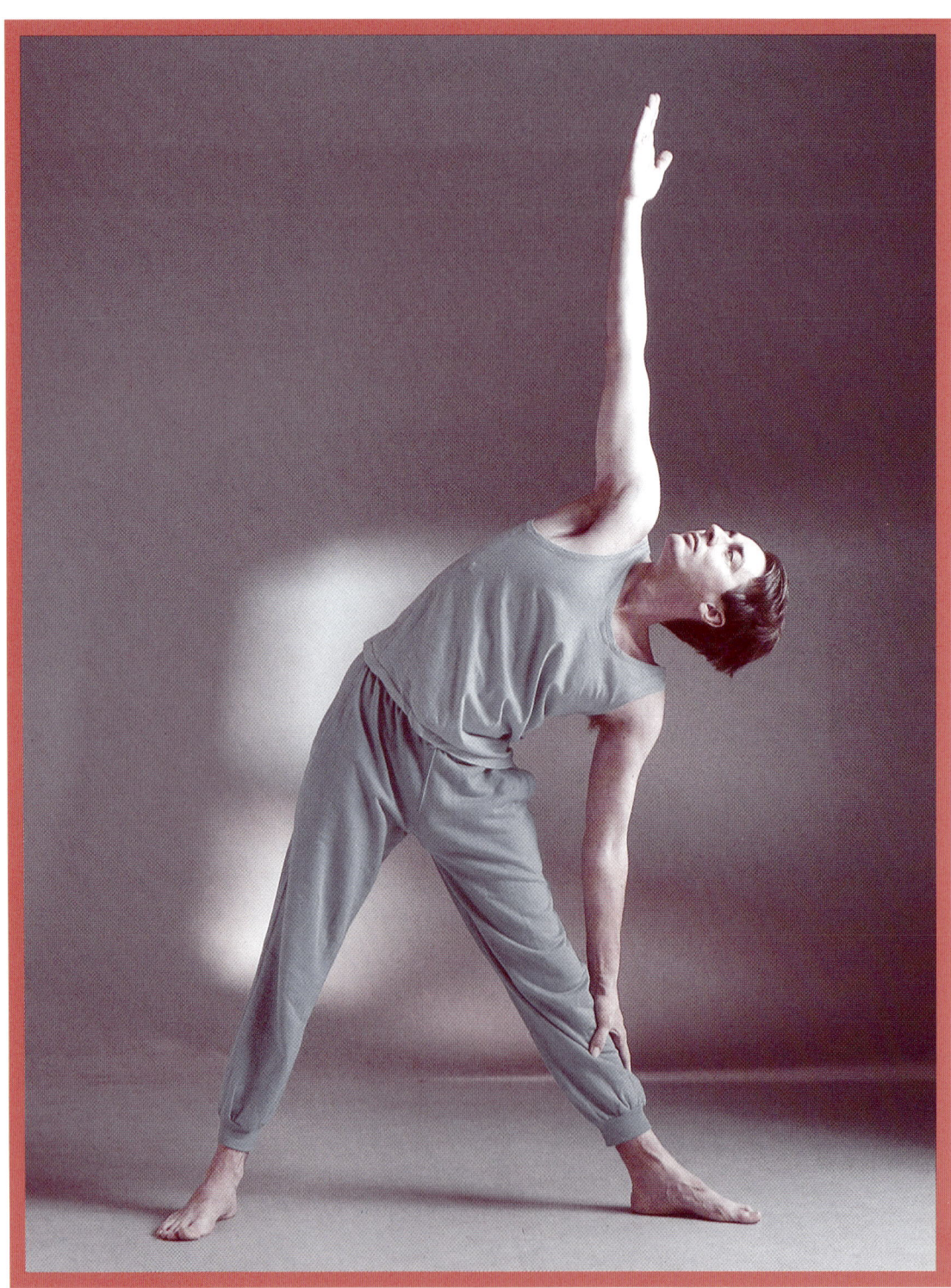

よくわかる
ヨーガ療法

R. ナガラートナ／H. R. ナゲンドラ／ロビン・モンロー 共著
ヴィヴェーカナンダ・ヨーガ研究財団 編
橋本 光 訳　木村 慧心 監修

日本におけるヨーガ療法の現状

　1999年、世界保健機関（WHO）は真の健康の概念として「肉体的にも精神的（メンタル）にも社会的にも、そして宗教的（スピリチュアル）にも健やかな状態を言う」と宣言する準備にとりかかりました。健康とは、人間のあらゆる次元で健やかさが実現されている状態であるというわけです。こうした統合的健康実現の智慧をインドの伝統的ヨーガは私たちに伝え続けていますが、本書に紹介されている現代のストレス関連疾患に対してこうした智慧を活用する手法が、本書で紹介されているヨーガ療法なのです。

　このヨーガ療法は、1920年代から、インド・マハラシュトラ州ロナワラ市に設立されたカイヴァルヤダーマ・ヨーガ研究所で科学的な研究が開始され、私も20代の頃にこの研究所付属のヨーガ大学でヨーガ療法を学ばせて頂いております。インド中央政府はその後、3つの施設をヨーガ研究施設として認定し、種々の援助を施してきていますが、本書はそれら施設の1つであるスワミ・ヴィヴェーカナンダ・ヨーガ研究財団を設立した医師や科学者たちが一般人向けに著したものです。この研究財団の教育部門は、インド中央政府人的資源管理省より、2002年5月に、インドで2つ目になるヨーガ大学院大学として認定をうけ、修士号、博士号が取得出来るようになっています。

　私たちも日本国内にあって、1987年より上記研究財団と提携してヨーガ療法士を養成してきています。2003年には日本ヨーガ療法学会も設立され、学会認定ヨーガ療法士制度も発足し、日本国内で教育を受けたヨーガ療法士たちが、本書で紹介されている各種疾患に罹患した人たちへの統合的健康実現法であるヨーガ療法を指導しております。

　ストレス関連疾患と呼ばれている各種心身症には患者の統合的健康実現が必要ですが、ヨーガ療法は肉体は勿論、精神的、社会的、宗教的健やかさを実現できる統合的人間教育法になっています。本書は独習用に書かれていますが、更なる健康促進を願う人は、主治医とも相談の上、私たちにご連絡下さい。

日本ヨーガ療法学会　理事長
木村慧心

日本語版翻訳にあたって

　この度、日本におけるラージャヨーガの第一人者である木村慧心導師より、この「ヨーガ療法」の翻訳をお勧め頂きました。

　今回、この「ヨーガ療法」が完成するにあたり、「万人の健康づくりのバイブル」として多くの人々に活用されることを願ってやみません。

　また今後、この本を手引き書としてフィットネスの場で療法としてのヨーガが学べる場を提供していきたいと考えています。

　翻訳作業では、当協会の神谷紀代美講師が日夜奮闘してくれました。心より感謝しています。最後にこの翻訳をお勧め頂き御多忙の中全面的に監修して頂きました木村慧心導師に、厚く御礼申し上げます。

日本フィットネスヨーガ協会　代表　橋本　光
http://www.yoga.co.jp

注意

　本書で紹介するヨーガ療法に関する種々の技法や助言などは、医師からの適切な助言を無視するためのものではありません。特に妊娠中、授乳中、老年、慢性病や発病をくり返す疾患をかかえている方などは、本書中の技法実習の際には必ず主治医に相談して下さい。更に、それら実習から生じる事態の責任は、実習者がその危険を全て負担せねばならぬ事もここにあらかじめ明記しておきます。

ヨーガ療法施設の紹介

　ナゲンドラ博士は、米国の航空宇宙局やハーバード大学で工学研究に従事していました。しかし、1975年にその地位を捨てて祖国インドに帰り、バンガロール市にあるスワミ・ヴィヴェーカナンダ・ヨーガ研究財団（S VYASA）に職を求めました。このS VYASAの目的は、ヨーガの智慧を日々の生活の中へ生かす方法と、ヨーガ療法の効果を科学的に研究することにありました。さらにナゲンドラ博士はこうしたヨーガ療法の医学研究を行うために、エジンバラ王立医科大学の内科医ナガラートナ博士にも帰国を促し、支援を受けました。ナガラートナ博士はヨーガ療法の研究方法を確立し、その医学研究の成果が本書に収録されています。ナガラートナ博士はこのS VYASAで長年にわたり主任顧問医師として行ったヨーガ療法の医学研究により、英国医学会から終身会員に列せられています。
　このS VYASAは、これまでに数千人規模のヨーガ療法士を教育し、数万人規模の慢性病患者を治療してきました。また、気管支喘息をはじめ、糖尿病などの病気に対するヨーガ療法の効果を厳密に研究してきました。その研究の成果はイギリス医学雑誌をはじめ、多くの医学専門誌に掲載されました。このS VYASAは付属の病院や研究施設を持って活動するかたわら、インド内外においてヨーガ教師やヨーガ療法士を養成する講座も開催しています。

　ロビン・モンロー博士は、ヨーガ・バイオメディカル財団理事長であると同時に、ホリスティック医学世界連盟理事、ヨーガ統一協会理事、国際ヨーガ療法士協会理事を務めています。博士は当初、ケンブリッジ大学で生化学を専攻し、その後の12年間は蛋白質合成の基礎研究に携わりました。やがて博士は生物学の発達によって引き起こされる、より広範な社会問題に関心を持つようになり、哲学と倫理と科学が交差するホリスティック医学の分野に活動の中心を据えました。博士は1983年にケンブリッジ市にヨーガ・バイオメディカル財団（YBT）を創設しました。このYBTの目的は、ヨーガ療法を研究し指導することにあり、著名な医師や科学者で構成された諮問会と、他のヨーガ団体の協力を得て、新しいヨーガ療法の展開に取り組もうとしています。
　これまでの博士の研究調査によると、ヨーガ療法は人々をさまざまな病気から解放し、罹病の割合を少なくさせることが明らかにされています。また、糖尿病や慢性関節リウマチ、ぜん息に対するヨーガ療法の臨床研究や、老化に対するヨーガ療法の効果も長期にわたって研究しています。現在、博士の財団はロンドンに拠点を移し、広範囲にわたるヨーガ療法の研究や臨床治療と共に、ヨーガ療法士の養成も行っています。ここで養成されたヨーガ療法士たちは、イギリス内外でも広く活躍しています。

目　次

はじめに　　　　　　　　　　　　　　　　　8

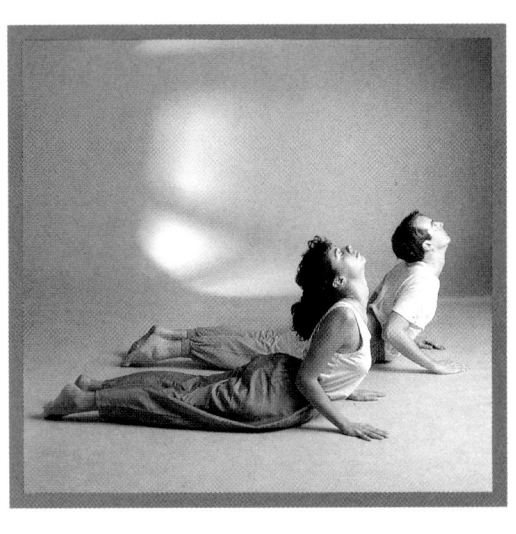

基礎訓練　　　　　　　　　　　　　　　16
　ヨーガ療法を始める前に（心身調整法）　20
　アーサナ　　　　　　　　　　　　　　　26
　リラクゼーション　　　　　　　　　　　36
　プラーナーヤーマ（調気法）　　　　　　38
　メディテーション（瞑想法）　　　　　　40
　感情の調整法　　　　　　　　　　　　　41
　食養生と生活習慣　　　　　　　　　　　42

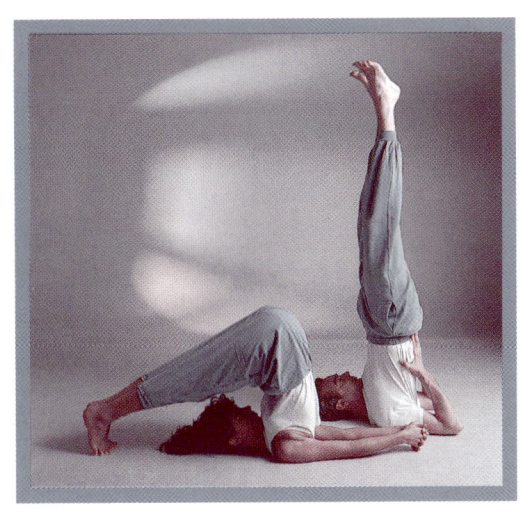

いろいろな疾患とヨーガ療法		44
全身性疾患	腰痛／リウマチ／ヘルニア／時差ボケ／ストレス／慢性疲労／不眠症／肥満／癌とエイズ	46
循環器系疾患	高血圧／心臓疾患／静脈瘤	60
呼吸器系疾患	アレルギー性鼻炎／ぜん息／風邪と副鼻腔炎／慢性肺疾患	64
消化器系疾患	下痢／胃酸過多／痔疾／便秘／糖尿病	72
生殖器系疾患	月経前症候群／月経異常／男性生殖器障害	78
中枢神経系疾患	頭痛／てんかん／多発性硬化症／不安神経症／うつ病／嗜癖（しへき）	82
眼疾患	眼機能障害	88

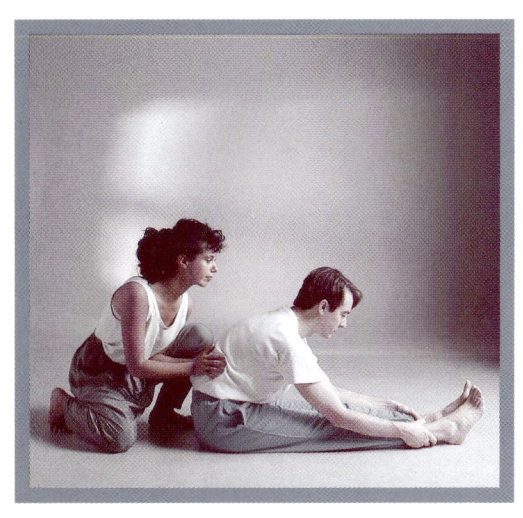

索引　　92

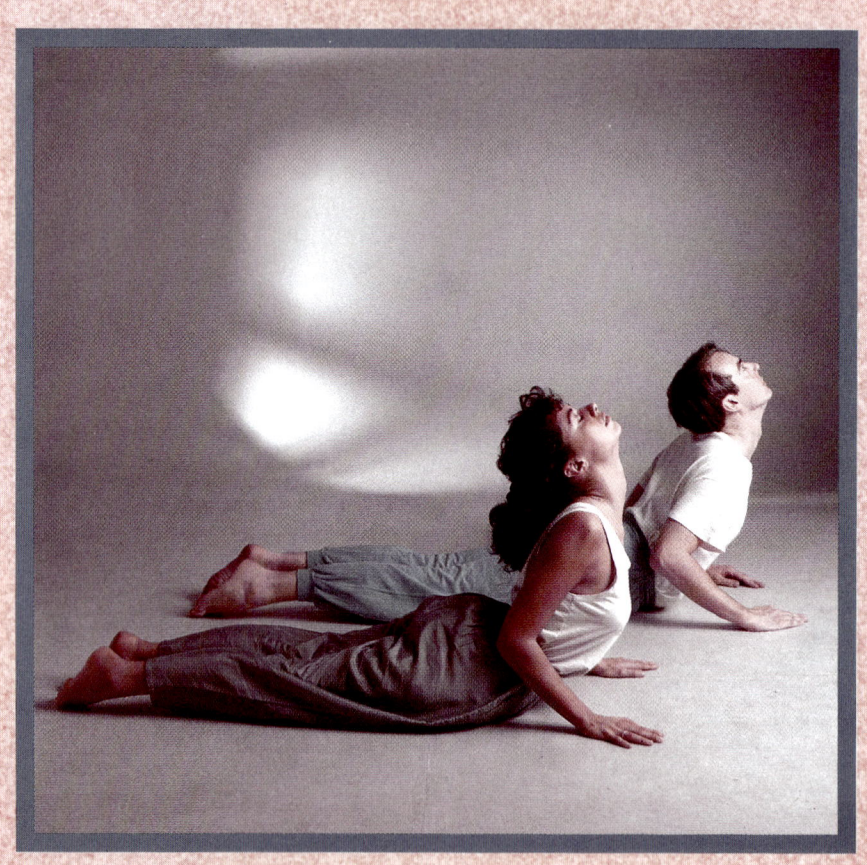

はじめに

　インドの哲学的叙事詩バガヴァッド・ギーターには、"ヨーガは行為の技法である"と述べられています。この説明は、単に狭い意味での肉体的行為だけを意味しているものではありません。ヨーガは肉体を動かす"技法"を向上させる各種の運動であるばかりでなく、心や感情に働きかける種々の技法も含んでおり、人が生きる上での完璧な考え方までをも教えてくれるからです。
　こうしたヨーガ実習の目的を達成するために、私たちは生活のあらゆる局面における"技法"を磨き上げる必要があります。インドの偉大な精神的指導者であったシュリ・オーロビンド師は、ヨーガとは「肉体と生気と感性と知性と宗教性の各次元に潜在している能力を開発して、完全な存在にまで自分を完成させていく規則的な努力である」と述べています。
　このヨーガの技法はまた、現代社会において健康と幸福とを実現させる上での鍵となるものです。前世紀からの医学の飛躍的な進歩は、何百年ものあいだ人類を苦しませてきた肉体上の病気発生率を低下させました。優れた医薬品や手術法のおかげで、ほとんどの伝染病は根絶され、多くの代謝障害も治すことができるようになってきました。また近い将来には遺伝子操作による治療も日常的に行われるようになるかもしれません。しかし、これらの医療技術をもってしても、慢性的ストレスに起因する疾患や、心身相関疾患といった、新たに広い範囲で生じる病気の治療に関しては、たいした効果が期待できないのが現状です。
　従来の西洋医学の治療法は、肉体とその機能に焦点を当てて行われてきました。身体の生理的な異常というよりも、むしろ生活習慣や生活態度に病気の原因をもつ疾病に対しては、従来の西洋医学では対処しにくいのです。現代は、異常なほどに変化するスピードの速い社会生活の中で、多くの人々は絶え間ないストレスにさらされています。こうした環境の中にあって、ある人物が何かある健康を害するような物質や食物を好んでいたり、それに依存したりしていると、さらにその人の健康や幸福の度合いは危険にさらされることになるのです。そしてついには、そうしたストレスが、肉体の病気をはじめ、心の働きまでも破壊する形となって現れてきます。西洋医学は、病気の症状を抑える治療法で病気と戦ってきました。病気の原因そのものを究明しようとはしてきていないのです。その結果、西洋医学では、健康とは肉体中にいわゆる病気がない、動きのない状態のことを言うと考えるようになり、健康とはある人物が肉体や心の面で真の健やかさをより大きくさせていくという、動きのあるものであるとは考えられなくなってしまったのです。
　一方ヨーガは、実に多くの提供するものを持ち合わせています。ヨーガは、肉体に対してはもちろん、心や魂の次元の問題にまで取り組めるような、一個の人間存在の健やかさを全体として取り扱う（ホリスティック）うえで、現代医学が欠いている技法を私たちに提供してくれるのです。2000年以上前にヨーガの聖典を著わした聖師パタンジャリは、ヨーガとは"心の科学"であると記しています。ヨーガこそ、私たちが自分自身の心の働きを自分で制御する方法

や、もろもろの欲望やストレスへの対処法を教えてくれ、私たちの生き方のすべてを根本から支え得るものと言えるのです。

　ところで、この心の働きを制御する能力には2種類あります。ひとつは、何らかの事態に自分の意識を集中させる能力であり、もうひとつは、自分の心の働きを自分の意志の力で静める能力です。多くの人たちはある程度はひとつめの集中力を身につけることはできますが、もうひとつの寂静状態の意識にまで行き着ける人は、偶然にであっても誠にまれなことだと言えますし、ましてや意識してそうした寂静状態にまで行き着ける人などほとんどいないのに等しいのが現状です。そうした中にあって、ヨーガは心の働きを静めるのに、よく知性を働かせて、自分のおかれた状況に応じて心の働きを静めていける技法なのです。

　ヨーガの実習は、すべてこの心の働きを静めていく方向で行われているので、ヨーガを実習する者は心の寂静状態に達するのです。以上のようにヨーガは、それを実習する者の心をいかなる時や行為の中にあっても寂静にできる力をつけてくれるので、必然的に肉体や精神の健やかさを実現させてくれます。そして、この行為を為す時の寂静さこそが、バガヴァッド・ギーターが記すところの"技法"を身につける秘訣だと言えるのです。

ヨーガと健康

　ヨーガ療法が健康の実現を考える場合、「人間」というものをインド古来の身体観に基づいて考えています。この身体観では、12ページの図に示すように、人間を5つの"鞘（さや）"を持つ存在として考えています。たとえば一般には肉体と呼ばれている食物によって支えられている食物鞘は、その5つの鞘の中の一番粗雑な鞘なのです。2番目の鞘は、いわゆる生気（プラーナ）から造られている生気の鞘ですが、この生気（プラーナ）は、私たちの身体内に張り巡らされている目には見えないナーディと呼ばれる導管の中を流れていると考えられています。第3の鞘は、私たちの種々の感覚や想念に関係する意思鞘、第4の鞘は、完璧な智慧に基づいた知性の働く理智鞘であり、最後の最も精妙な第5番目の鞘としては、"歓喜の居所"である歓喜鞘であると考えられています。インドにおいてこの歓喜鞘は、神様のお力である完全な力によって構成されていると考えられていて、そしてこの鞘の中から、真の幸福感に必要不可欠な心の調和というものが生じてくるのです。

　こうした考え方では、病気は身体のより精妙な鞘に生じた不調和が、一番粗雑な肉体に現れ出てきたものととらえています。それというのも、たとえばこれらの食物鞘（肉体）、生気鞘、意思鞘の内部では、自己中心（我執）の思いが強く働いているので、これら3つの鞘はすぐにその調和状態を崩されてしまうからです。しかし第4、第5番目の鞘の場合には、小さな我執などではなく、より広く豊かに働く宇宙意識によって満たされているので、その状態が乱されるということがないのです。ですからある人物が完全な健康状態にある時というのは、第4、第5番目に位置する鞘からの完全な力がそれより粗雑な3つの鞘の中に自在に満ちあふれ出るようになり、それによってその人物の有するあらゆる能力が乱れることなく調和した状態に置かれた時の事を言うのです。このように精妙なる2つの鞘の状態は、常に調和の状態にあるわけですが、しかし時として粗雑な3つの鞘の状態が乱されると、そうした内なる調和状態から

の力が阻害されて粗雑な各鞘に現れ出なくなってしまうのです。これがいわゆる病気の状態であるとインドでは考えられています。

　こうした５つの鞘の考え方（人間五蔵説）は、西洋の科学によっては完全に受け入れられてはいませんが、しかし経験上は間違いのないものとされています。ですからそのうちには、たとえば生気（プラーナ）や歓喜（アーナンダ）といった事柄も、それらが実体として存在するものか、または、身体内部の複雑な生理現象の単なる現れにすぎないのかがはっきりされなくとも、それらのものの存在を"感じ"取れるようにはなれるはずです。ヨーガ行者はそうした「感じ」をつかみつつ、生気の働きを自在に操ることで、人間の肉体を見事に制御する力を発揮できるようになっているのです。本書では、これら５つの鞘の存在は客観的に証明されてはいないにしても、５つの鞘は存在するものとして話を進めていきたいと考えています。

　インド哲学においては、肉体の病気には２つの種類があり、それぞれ個別の対処法が必要であるとされています。ひとつは、たとえば伝染病や偶発的な怪我などのように、肉体に関係する条件が強く働いている病気です。こうした病気の場合には、従来の西洋医学によって効果的に対処できるので、ヨーガは実質的には補佐的役割を担うだけです。しかし、ヨーガ療法を実習する事で伝染病にかかりにくい身体を造ることができますし、事故などにも遭いにくい自分を造れるはずです。

　もうひとつは、意思鞘の乱れから生じる病気です。ここにはすべての心身相関疾患と身体機能の退行に関連する病気が含まれる、とインドでは考えられています。これらの病気の場合、患者の心理的要因が大きくその病因に影響していますので、従来の西洋医学で治療することはなかなか困難です。インドの考え方では、これらの病気は無智（アディ）と呼ばれる心の欠陥が原因となって引き起こされると考えられています。すなわち、たとえば好きとか嫌いといった強い思いが過度に強まり、そのまま心の中に固定されてしまうと、その人物の性格をその思いがゆがめ、やがては内なる調和状態からの完全な力が粗雑な鞘まで届かなくなってしまうと考えられています。こうした粗雑な鞘の状態が乱れた結果、最も粗雑な鞘である肉体に病気が現れ出てくるので、患者はさらに不満を募らせ不安になるのです。

　ところで、私たちが生まれながらに持ち合わせている心の内なる調和状態は、歓喜鞘に満ちている完全な力によって生じています。もしもこうした完全な力が、種々の無智（アディ）さによって表層の鞘に伝えられなくなると、その人物の快適な思いは少なくなり、何とかしてもう一度快適さを取り戻したいと思うようになるはずです。しかしそうした思いが、かえってその人物をさらなる不適切な行為に駆り立て、問題をさらに悪化させてしまうのです。たとえばイライラを募らせて身体に悪いものを食べ続けるかもしれません。自分を無茶苦茶に忙しくして痛めつけるようになるかもしれません。しかし、こうしたやり方は心身の不調を一時的に忘れさせるだけの効果しかありません。

　こうした状況の中で、ヨーガは心身相関疾患に対して現代の医学が持ち合わせていない、非常に重要な治療の手段を提供して、それらの疾患の根底に横たわる心の働きの不均衡を直接癒してくれるのです。ヨーガ療法の技法である「感情の調整法」や「瞑想法」の中で、私たちは自分の種々の思いや感情が勝手に乱れ動いていることに気づくでしょう。「幸福とは何か？」を探求するこ

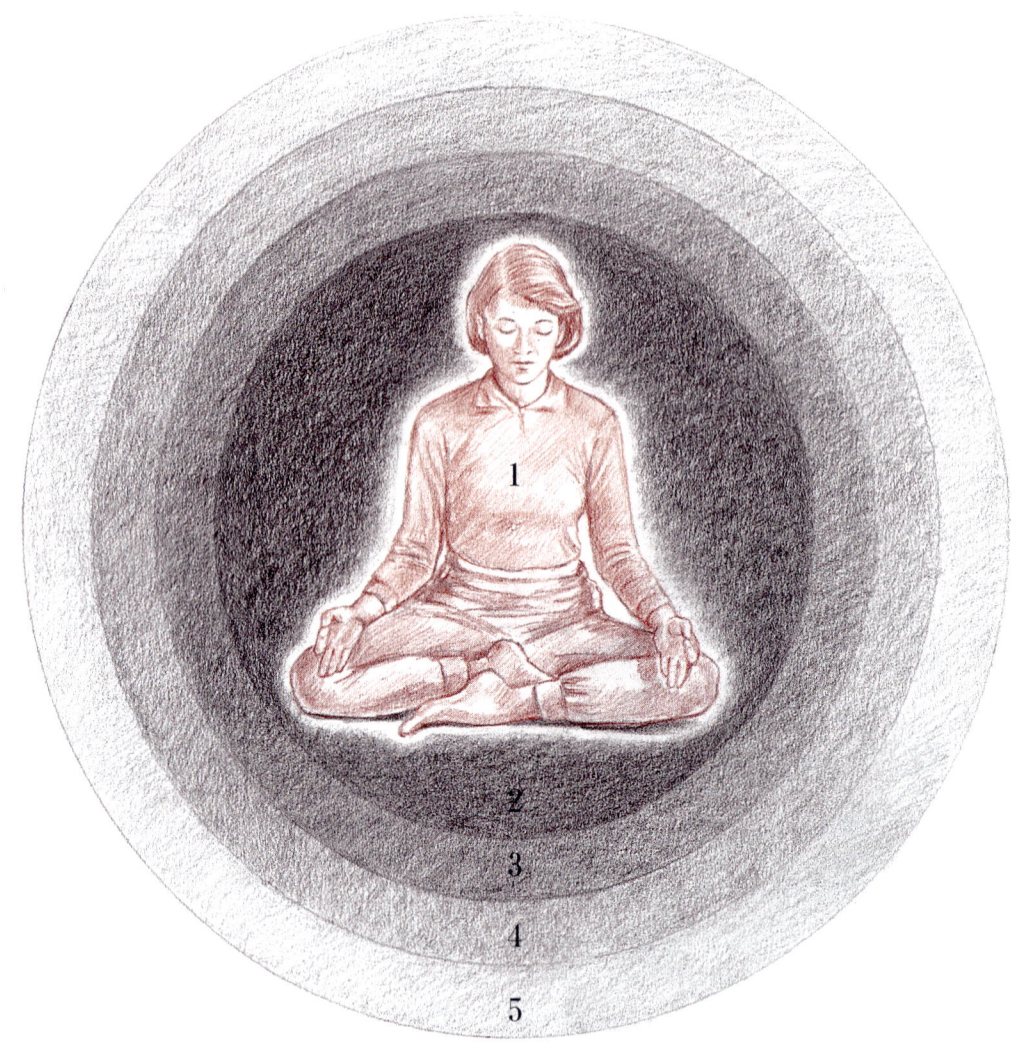

人間存在の五蔵説

外に向けて広がる5種の各鞘のうち、外側に
位置する鞘はその直ぐ内側に位置する鞘を
内に含むと共に、超越もしている。

最も外側の歓喜鞘は時間と空間とを超越している
1　食物鞘（肉体）
2　生気鞘（生気のからだ）
3　意思鞘（低次の心理的からだ）
4　理智鞘（高次の心理的からだ）
5　歓喜鞘（宇宙意識のからだ）

とで、私たちは自分自身の心の中に満足と調和とを見いだす方法も学べるのです。このようにして、ヨーガ療法は現代の医療技術の欠陥を効果的に補います。しかしそれだけでは病気の根本にある発病原因を取り除くまでには至っていないのです。

幸福とは何か？
　こうした分析を通して、私たちは人間存在の５番目の鞘として存在している歓喜鞘での歓喜とか、内なる調和について理解しようとするわけです。結論としては、幸福とは私たちの身体の内側からもたらされるものであり、この世の事物を所有することや、肉体の快感から幸福はもたらされるのではないという、具体的な気づきを得ることが大切なのです。
　幸福とは、ほとんどの場合、喜びとか興奮と結びついて考えられていますし、色々な欲望が叶えられた時の満足感として考えられています。しかしこうした種類の満足感は一時的なものであり、この感覚が薄れるに従い、疲労感や幻滅感といった否定的な感覚までもが時として現れてきさえします。永続する真の内心の調和というものは、それを持続させる上での努力など必要としませんし、持続の疲れがそこに生じてもきません。ヨーガの聖典によれば、完全なる幸福とは無心さの中にあるとされています。その無心状態にあって、私たちは、恐れなどにもはや惑わされることもなく、まったく平静で自由自在に行動できるのだと聖典には記されています。
　ヨーガの修行というものは、こうした無心状態に入れるような基礎を整えてくれるのです。しかしこの時同時に、私たちも、完全なる幸福とは何かをしっかりと理解しておく必要がありますし、そうした無心状態に入れる意識状態を常に養い続ける必要があります。ですから、もしも私たちが何か楽しいことをやろうとする時には、まず最初にそれから生じる快感とはいかなるものなのかを分析しておくことが大切です。ヨーガ行者たちは、種々の行為が、真の幸福と言われる内心の無心さを一時的にでも生じさせるならば、そこに行為からの快感が生じると言います。たとえば、何か欲しかったものを手に入れた時とか、ある達成困難な目的を首尾よく実現できた場合には、それまでの色々な思いは消え失せ、私たちの意識はすぐに歓喜鞘の中に入っていくのです。そのために、快感や好き嫌いの思いが一時的にしても発生してくるのです。従ってある種の行為や経験は、より精妙な鞘にまで至れる通路を開くようになっていて、そこから健やかな思いが生じてくるようになっているのです。しかし、そうした思いはまだ一時的なものであり、しかも私たちを快感のために過度な行動に駆り立てたり、ある物に執着させたりするのです。
　もしも、そうしたほんの短いあいだだけの満足感を分離して思い出すことができれば、私たちは心の内側から満足感を生じさせることができたと言えますし、外界の事物の助けを借りなくとも満足感を得られたとも言えます。しかし、最初のうちはその心の内の調和状態を永く保つことはできないかもしれません。しかし次第に私たちは否定的な思いからの影響に動かされなくなれるはずです。好き嫌いといった、私たちを無智（アディ）な状態に引き入れる思いも徐々にですが影響力を失うようになり、むしろ宇宙全体に満ちる純粋意識に対する意識化が少しずつ育つようになり、日々の生活の中のあらゆる場面において、そうした純粋意識が関与していることが理解できるようになるでしょう。

ヨーガ療法の考え方

　ヨーガ療法が人間の健康の問題を扱う時には、従来の西洋医学の扱い方とは根本的に違う方法が採られます。すなわち、病気の原因をひとつに絞り込んでいき、それを何らかの医療技術で取り除くという方法ではなく、身体内のあらゆる次元の健やかさをより良くしていくと共に、心の内なる調和の状態を患者に取り戻させることで、病気を癒していこうとするのです。

　ヨーガ療法においては、不健康な状態は身体内に保たれている完全な健康状態が乱されたことにより生じると考えています。最初に生じた混乱は、おそらくひとつの鞘の状態だけに生じているでしょうが、すぐに他の鞘にまで広がっていくのです。先に述べた5つの鞘は互いに関連して存在しているので、最初に意思鞘で生じた混乱は直ちに生気鞘や食物鞘にまで伝えられるのです。私たちが昼間の仕事がうまくいかずにいらついていたとすると、からだの筋肉は緊張し、からだのエネルギーも消耗し、やがては慢性疲労へと移行していくはずです。

　ヨーガ療法は、体内のあらゆる次元における問題に対処する技法を持ち合わせているのです。たとえば「アーサナ」は、筋肉を弛緩させてその働きを整えさせると共に、色々な内臓にマッサージを施すような動きにもなっています。また、「調気法」は呼吸作用をゆっくりとさせて、体内の生気の流れを整えます。「リラクゼーション」と「瞑想法」とは、心や感情の働きを静めてくれますので、私たちの深い部分で働く意識が癒されるのです。ヨーガ療法の各種技法は、それらが組み合わされて行われることで、より大きな効果を生じさせます。アーサナで各筋肉を伸ばす時は、筋肉の緊張は解放されて、よりよくリラックスできるようになるでしょう。心の働きをリラックスさせ、抑圧されている種々の感情を解き放してやれれば、肉体においても緊張感がほぐれてくるのです。このように、各種技法は身体の隅々にまでその効果を行き渡らせます。同時に他の技法から生じる効果を増幅してもくれるのです。

　ヨーガ療法は、病気を予防するだけでなく、治療効果もあります。こうした技法を毎日実習していれば、私たちは身体内部に生まれつき持ち合わせている心身のバランスや調和の状態を再び取り戻すことができるようになり、肉体はもちろん、心や魂の次元までの真に健やかな生活を送れるようになるのです。

本書の利用法

　本書は、健康を守り、特定の病気からの回復を手助けするための、毎日のヨーガ療法プログラムの組み立て方とその実習の方法とを教えます。「基礎訓練（ベーシック・セッション）」では、健康状態を改善する一般的な方法を説明します。特別に何かの病気にかかっていることもなく肉体的には健康ならば、この部分を学ぶだけでじゅうぶんです。

　もしも、ヨーガ療法を特別な病気からの回復を目指すプログラムとして活用したい場合は、「基礎訓練」の内容を少し変更しながら利用するとよいでしょう。

　また、慢性の病気や重篤な病気の場合には、技法によっては危険が生じることもあるので、避けた方がよい場合もあります。その他の場合は、私たちが行う毎日の技法の内容や重点の置き方を変えることで、その病気から速く回復できるはずです。44～91ページでは、一般的に見られる多くの病状に合わせた、

病状別のヨーガ療法プログラムの組み立て方を紹介します。また、病気別の発病因と、その病気に対するヨーガ療法のプログラムを解説します。各種疾患の項の最後には、"お勧めの実習内容"として応用の方法を示しました。またその部分には、患者さんがしっかり時間をかけた方がよい技法、行ってはいけない「禁忌」の技法についても、解説しました。

「いろいろな疾患とヨーガ療法」の最初のページで、各自のヨーガ療法プログラムを組み立てる方法を解説しました。まずこのページを読んでから、各種疾患のページをお読みください。参照しやすいように、各種疾患は関係する身体機能別にまとめています。複数の疾患で、同じ技法が使える場合は、同じ項目の中で２つ以上の疾患に対する説明がされています。対処したい疾患が本文中に見つからない場合は、索引の中から探してください。

以上を点検してから再び前のページにもどり、16ページから19ページで、ヨーガ療法の内容と実習する時間とを決め、さらに20ページから43ページで、各種技法の実習の方法を確認してください。場合によっては、特別な病気に対して先に行う「基礎訓練」の内容を少し変更する必要があるかもしれません。その場合は、病気に対するホリスティックな考え方の項（P.14）を読んでからにしてください。というのも、もしも自分の抱えている病気に対して勧められている技法だけを行なって、他の技法の実習をすべて省いてしまうと、ヨーガ療法のいかなる効用も期待できなくなるからです。ですから、本書で勧めているヨーガ療法のプログラム全体を行うようにして、あなたの病気に対して特に禁止されている技法だけを注意して避けるようにしてください。

最後に、本書の各種ヨーガ療法技法とその病気への特別な利用法が著しい効果をあらわしたとしても、それは決して現代の西洋医学が不要になったわけではないことを忘れないでください。ヨーガ療法を実習しつつ、常に医師の診断は受け続けるようにして、本書の内容だけを頼りに自分一人で病気を治そうとはしないでください。ヨーガ療法は現代の西洋医学に替わるものではないし、特に病状の重い病気のほとんどの場合は、手術や薬物が必要とされているからです。むしろ現代の西洋医学とこうした伝統的なヨーガ療法は、互いに補い合うようにして用いられる必要があり、そうすることでヨーガ療法は西洋医学の治療に起こりがちな、各種の著しい副作用を軽減する手助けもできるのです。医師の同意が得られるなら、薬物の量を少なくできるかもしれません。そして何よりもヨーガ療法は、私たちが医者のもとに行かなくともすむように、私たちの身体の健康と幸せな暮らしを私たちに与えてくれるはずです。

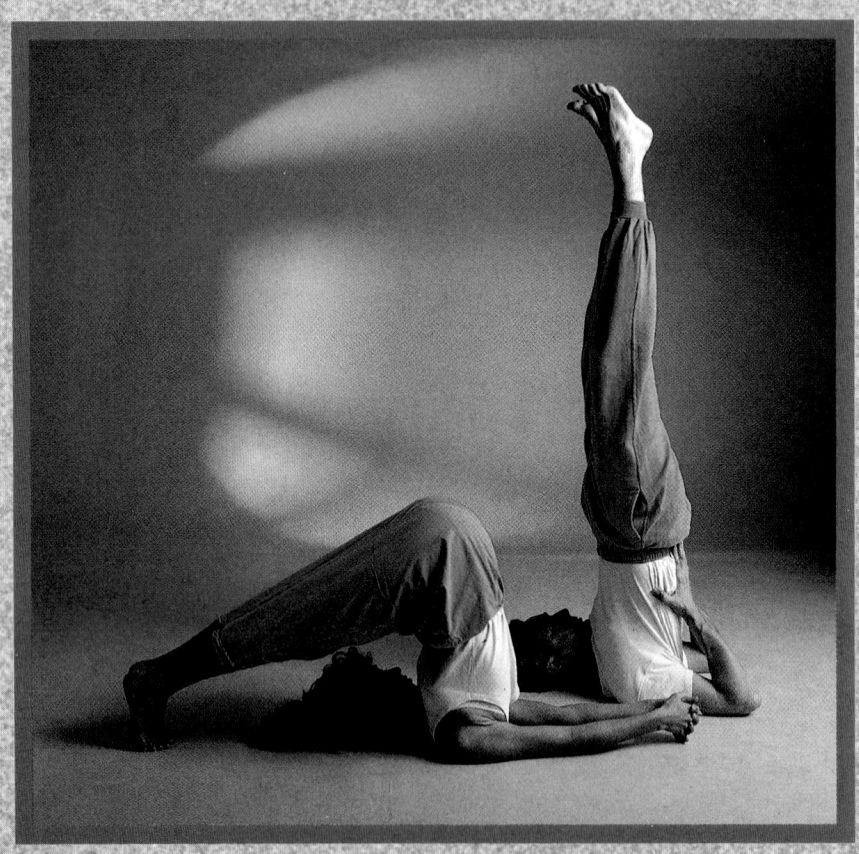

基礎訓練

　ヨーガとは生活の仕方だと言えます。また、肉体・心・魂の次元において、健やかさを得る技法であるとも言えます。その効果を得るためには、生活の一部として、毎日ヨーガを行じることが大切です。この「基礎訓練」(P.18 〜 43)では、毎日ヨーガを行じる上で基本となる知識をお伝えします。

　本項に書かれている各種のヨーガ行法は、私たちが実際にそれに従って行じた方がよい順序で紹介します。本項最初の「心身調整法」では、「アーサナ」が実習できるように自分の身体を調整する方法と、そのために心を落ち着かせる技法を紹介します。次に4組に分けられた「アーサナ」は、それぞれが互いに直前に行じたアーサナの効果を高めるために、"反対の動きが組み合わされる"ように配置しています。次に「リラクゼーション」が、次いで「調気法」（プラーナーヤーマ）が、最後に「瞑想法」が解説されています。次の、「感情の調整法」と「食養生と生活習慣」の項では、ヨーガ療法による健康促進法を日々の生活の中に組み入れていく方法を解説しています。

　続いて、一般的な健康促進の実際的な技法の数々をどのように組み合わせていくかを解説しています。「各種疾患とヨーガ療法」では、特定の疾患に対する特別なヨーガ療法プログラムを解説しています。もしも本書を自分の治療の補助として利用するのであれば、必ずヨーガ療法士の資格を持つヨーガ教師の指導を受けるようにしてください。また、本書に載っていない病気の場合には、必ず医師に相談するか、ヨーガ療法の専門家に相談してください。

　これらのヨーガ療法技法は、家の外か、あるいは清潔で風通しのよい屋内の静かな場所で実習してください。着衣は肌触りの良いゆったりしたものを選び、床にはマットか毛布を敷いて気持ちよく実習できるようにしてください。また、明るすぎる照明は避け、気を散らしたり、途中で実習を止めたりしないようにしてください。

一般的な注意事項

　本書ではやさしく安全なヨーガ療法の実習法を紹介していますが、すべての起こりうる事態に対処できるわけではありません。ですから、あるヨーガ療法技法の実習に確信が持てない場合は、必ず主治医やヨーガ療法士に相談してください。また、重篤の病気の場合や何らかの手術の後では、特に細心の注意を払ってヨーガ療法を実習してください。また、妊娠中の場合は、「心身調整法」のすべて、からだを前屈させるすべての動き、「速い腹式調気法」、「腹部の施錠法」、「腹部のポンピング」、「強制・片鼻調気法」、「うつ伏せのアーサナ」は避けてください。その代わりに、「ディープ・リラクゼーション・テクニック（DRT）」や「調気法」、「瞑想法」に長い時間をかけてください。また妊娠12週目以降はすべての「アーサナ」は避けてください。その代わり、専門のヨーガ療法士によってアーサナをやさしく構成し直した簡単な「アーサナ」は妊婦にも効果的ですので、実習してください。

日々のヨーガ療法

　ヨーガ療法からよい効果を得るには、わずかな時間でも毎日必ず時間を決めて実習することが大切です。自分の状態に合った効果的なプログラム、自分の能力、練習できる時間、それらを現実的に判断して決めてください。また、特定の病気に対するプログラムの作成は、本書の45ページを読んだ上で、該当する病気の項を読んでください。今の健康を維持し、増進させるのが目的であれば、実習時間やプログラムの内容、実習の仕方は自由に決めても差し支えありません。

　軽い食事の後ならば1時間、重い食事の後では3時間半ほどの時間を空けて、プログラムを組み立ててください。長短いずれのプログラムを組み立てるにしても、次ページに示したように、2日に一度はいずれかの技法を交互に行う必要があります。時間的余裕がほとんどない場合は、「太陽礼拝のポーズ」のみを実習してもかまいません。

　特別な病気に対するプログラムは、少なくとも1時間以上は続けて実習するようにしてください。特別プログラムの中には"特別な"技法が入れられているからです。これら特別プログラムを短くしたいのなら、1週間のうちでいくつかの技法を交互に実習して、全体の時間を短くするようにしてください。注意するのは、そのプログラムの中で、必ずすべての方向に身体を動かすようにすること。一方向にからだを倒しねじる時は、次は必ず反対方向への動き"反対の動きを組み合わせる法"を入れるようにしてください。

　必ず自分の身体に適するプログラムを、自分の身体に合わせて実習してください。人によって能力は違いますので、自分の状態に必要とされているプログラムを絶対に無視しないでください。必ず主治医やヨーガ療法士に相談してください。まず自分にとって楽な技法から実習するようにして、次第に難しい技法を実習するようにしてください。次ページの図を見れば、まず最初に何から始めたらよいかを決められるはずです。じょうずに実習できるようになるにつれて、図示されている別の技法を加えるようにしてください。焦って最初からいろいろな技法を実習しようとしないでください。ゆっくりと丁寧に実習していく方がはるかに健康実現には効果的です。

図表の利用法

　次ページの図表中には、ヨーガ療法の技法が順序よく記されています。＊印は、やさしい技法がじゅうぶんできるようになってから実習した方がよい難易度の高い技法です。ローテーションの印は、その技法を交互に実習してもよいかどうかを示しています。たとえば、■印の技法は、前の日に実習し、□印の技法はその次の日に実習するようにするという意味です。■と□の両方の印は、毎日実習する技法です。所用時間には、長い時間をかけて実習する時の時間と、短い実習時間しかとれない場合の時間が書かれています。最長時間には、特に「お勧めの実習内容」としている技法の、最大長く行じ得る時間が書かれています。ただしくれぐれも最初の段階から無理してこの時間に近づけようとはしないでください。

	実習内容	ローテーション 1日目 2日目	所用時間（分） 長	短	最長時間
呼吸と運動の同調法	心身調整法				
	両腕広げの呼吸法	□ ■	1	1/2	2
	両腕伸ばしの呼吸法	□ ■	2	—	2
	木の呼吸法	□ ■	1	—	1 1/2
	猫のストレッチ	□ ■	1	1/2	2
	ウサギの呼吸法	□ ■	1/2	—	1/2
	片脚上げ	□ ■	2	1 1/2	2
強いほぐし運動と太陽礼拝のポーズ	駆け足	□ ■	2	1	2
	前後曲げ	□ ■	1/2	1/2	1/2
	横曲げ	□ ■	1/2	—	1/2
	ねじり	□ ■	1/2	1/2	1/2
	胎児の運動	□ ■	1	—	1
	太陽礼拝のポーズ*	□ ■ ○	3 1/2	1 1/2	10
	インスタント・リラクゼーション・テクニック (IRT)	□ ■	2	2	2
立位のアーサナ	アーサナ				
	立位・体側のばし	□	4	4	4
	立位・前屈のポーズ	□	3	3	3
	立位・後屈のポーズ	□	2	2	2
	三角形のポーズ*	□	1/2		1/2
うつ伏せのアーサナ	コブラのポーズ	■	2	1	4
	バッタのポーズ	■	2	1	4
	弓のポーズ*	■	1	1/2	3
	ワニのポーズ	■	1	1/2	3
逆転のアーサナ	半肩逆立ちのポーズ	■	2	2	5
	肩逆立ちのポーズ*	■	2	2	5
	スキのポーズ*	■	1	—	3
	橋のポーズ	■	1	—	3
	魚のポーズ*	■	1	1	3
座位のアーサナ	正座	□	1	1/2	2
	月のポーズ	□	2	—	3
	ラクダのポーズ*	□	2	—	3
	座位・ねじりのポーズ	■	3	—	4
	座位・前屈のポーズ	■	2	1	4
	正座・仰向けのポーズ*	■	1	—	4
リラクゼーション	リラクゼーション				
	クイック・リラクゼーション・テクニック(QRT)	□ ■	5	5	10
	ディープ・リラクゼーション・テクニック(DRT)	□ ■	10	5	20
調気法と瞑想法	調気法と瞑想法				
	部分調気法	□ ■	4	1	5
	速い腹式調気法*	□ ■	4	2	10
	片鼻調気法*	□ ■	4	2	10
	舌を丸める調気法*	■	1	—	2
	発語調気法	□	2	—	3
	瞑想法	■	5	5	15

□ 一日目に実習する　　○ 実習をひかえてもよい技
■ 二日目に実習する　　* むずかしい技法

ヨーガ療法を始める前に（心身調整法）

呼吸と運動の同調法

　このページで紹介する各種技法は、ヨーガ療法を行じる際に必要な心の状態を調えるものです。これらの技法を実習する際には、必ず目を閉じて、自分の身体の内部に感じられる感覚を意識化しながら実習してください。また、吐く息を吸う息よりも常に長くするようにして、呼吸とからだの動きを連動させるようにしてください。そして、ゆっくりとした呼吸を続けるにつれて、自分の心が静まっていくのを感じてください。

注意：禁忌

　てんかん患者は、「猫のストレッチ」と「ウサギの呼吸法」は禁忌。

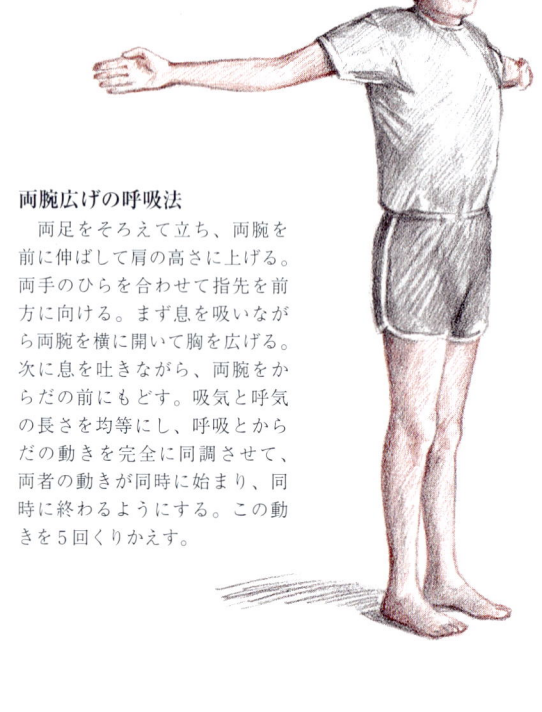

両腕広げの呼吸法

　両足をそろえて立ち、両腕を前に伸ばして肩の高さに上げる。両手のひらを合わせて指先を前方に向ける。まず息を吸いながら両腕を横に開いて胸を広げる。次に息を吐きながら、両腕をからだの前にもどす。吸気と呼気の長さを均等にし、呼吸とからだの動きを完全に同調させて、両者の動きが同時に始まり、同時に終わるようにする。この動きを5回くりかえす。

両腕伸ばしの呼吸法

　床の上に立ち、両手の指同士を組み合わせて両手のひらを胸に付けておく。息を吸いながら、図のように両手のひらが外側に向くようにしつつ、両腕を前方水平方向に伸ばしていく。次いで息を吐きながら両手のひらを胸元にもどす。以上の動作を3回くりかえす。次に両腕を45度の角度に上げるようにして、同じ動作をくりかえす。次に、両腕を垂直にからだの上に伸ばすようにして、同様の動作をくりかえす。

木の呼吸法

　床の上に立ち、両手の指同士を組み合わせて両手のひらを下に向けて、両腕を下におろしておく。息を吸いながらかかとを上げ、その時同時に両腕を胸の高さからさらに上にあげ、「両腕伸ばしの呼吸法」の最後の姿勢のように、両腕を頭上に伸ばしていく。この時に両つま先から両指先までがよく伸びているのを意識化する。次いで、息を吐きながら両腕と両かかととをおろす。以上の動作を5回くりかえす。

心身調整法（ヨーガ療法）を始める前に

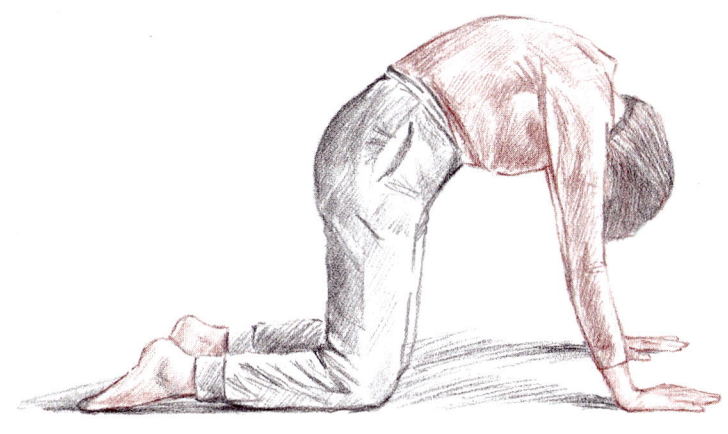

猫のストレッチ
両手のひらを床に付けて四つん這いになり、両腕と両ももが床と垂直になるようにする。まず息を吐きながら、頭をゆっくりと下げて背中を丸めるように持ち上げる。次に、息を吸いながら頭を上にあげて背骨を下にそらせて凹状にさせる。この時、背骨と首と両肩がよく伸びているのを意識化する。ゆっくりとした呼吸で以上の動作を5、6回くりかえし、そのあいだに背骨の上下への伸びがよく意識化できるようにする。

ウサギの呼吸法
両かかとをそろえ、両膝をつけて正座して前屈し、両肘は両膝横の床につけ、両手の指を前方に向けて両手の平を床につける。次いで、舌を下側の歯と下唇の間に差し入れて、下の歯を舌で上から覆うようにしてから口を少し開けて、上胸部のみを使って20回呼吸する。その後に口と体を元にもどして正座する。

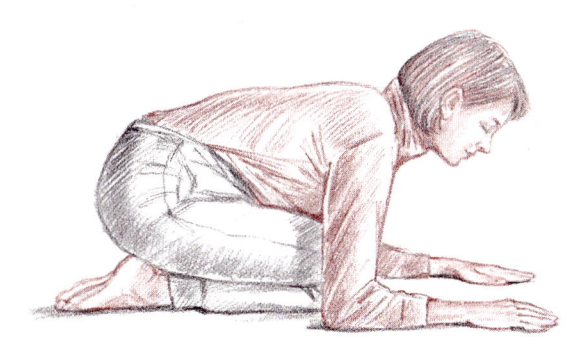

片脚上げ
両腕をからだの横につけて床の上に仰向けに横になる。まず息を吸いながら右脚を伸ばしたままでゆっくりと上げる。この時膝が曲がらないようにして、もものうしろの筋肉も痛みを感じないようにさせつつ、右脚をできるだけ高く上げる。次に、息を吐きながら右脚をおろす。この間腰を床から浮かせない。左右の脚を5回ずつ上下させる。片脚だけの上下運動が楽にできるようになったら、「仰臥位・両脚上げ」（P.58）も行う。この時、注意事項をよく守る。

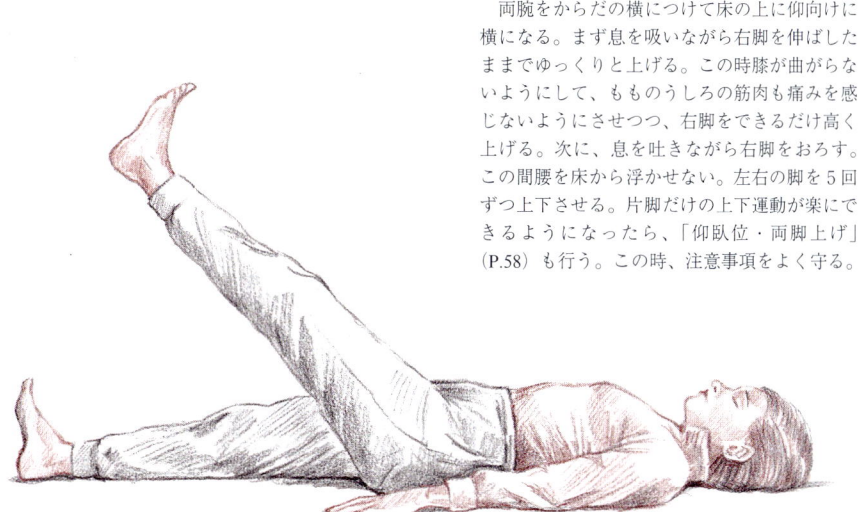

強いほぐし運動

からだをよく動かすこの運動は、各種のアーサナを実習しやすくするためのからだの準備運動です

注意：禁忌

・高血圧の者、静脈瘤、心疾患を患う患者また、更年期近くになってヨーガを始めた女性は、最初の1ヶ月間はこれらの運動のすべてを実習してはならない
・駆け足：静脈瘤、腰痛、痔疾、椎間板に障害を持つ者
・からだの前後曲げ：腰痛、ヘルニア、椎間板障害、緑内障、首と頭部に圧迫感を感じている者
・からだの横曲げ：腰痛、ヘルニア、椎間板に障害を持つ者
・からだのねじり：ヘルニア、椎間板に障害を持つ者

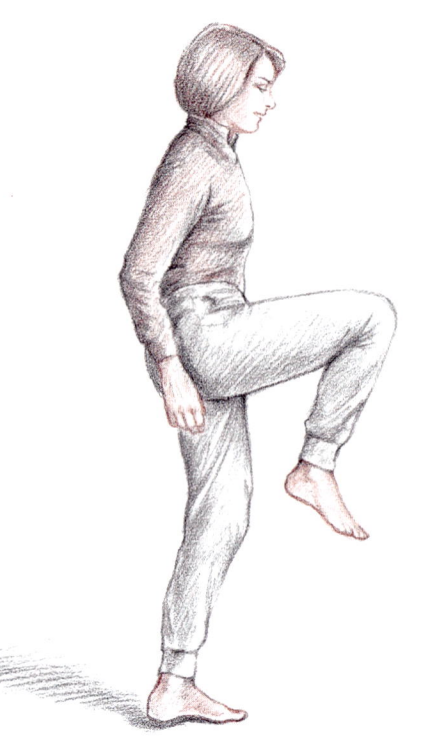

駆け足

その場でももだけを上げての駆け足をする場合は、床から離した脚を図示したように蹴り上げるようにする。両腕は胸の前まで上げてこぶしを軽く握り、からだ全体はリラックスさせておく。まず最初に、かかとが臀部を打つようにして駆け足をする。片脚を5回ずつ、計10回の駆け足をくりかえす。次に、両膝が胸元に近づくようにする駆け足を10回くりかえす。次に、かかとをからだの外側に蹴り上げるようにする駆け足も10回くりかえす。いずれの場合も最初はゆっくりと行い、徐々に駆け足の速さを増し、最終的にはできるだけ早いスピードで行じるようにする。駆け足を終えた後は、前かがみになり両手をももの上にのせて、乱れた呼吸が調うまでこの姿勢を保つようにする。

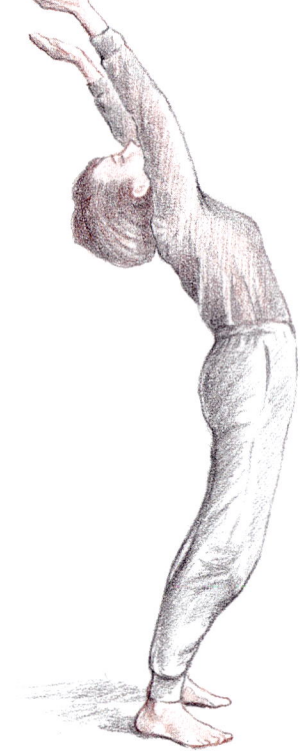

からだの前後曲げ

息を吸いながら両腕を上から後方に伸ばし、背骨をうしろにそらせる。次いで息を吐きながら元の姿勢にもどり、さらにできる範囲で前屈していく。続いてもう一度息を吸いながら後方にからだをそらせ、次いで息を吐きながら前方にからだを倒して、前曲げと後曲げの動きをくりかえす。徐々にこの動作のスピードを上げて、からだ全体と両腕とを前後にスイングさせる。ただし、過度にスピードを上げたり、無理な動きはしないように注意する。

からだの横曲げ

両足を大きく開いて立つ。まず息を吸いながら右腕を肩の高さまで上げて床と平行にさせる。次いで息を吐きながらからだを左に傾ける。この時左手は左ももに沿わせておろし、左かかとに近づけるようにする。さらに頭も後方にねじり、右手先を見上げるようにするが、あごをひいてからだ全体が前後にねじれないようにして姿勢を保つ。次いで息を吸いながら、上体を起こす。続いて右側にからだを倒す運動もくりかえす。左右に5回ずつ、計10回くりかえす。最初はゆっくりとした速さで実習し、数日して運動に慣れてから、徐々に運動のスピードをあげる。

心身調整法（ヨーガ療法）を始める前に

からだのねじり

両足を肩幅に開いて立ち、両腕は床と平行にからだの真横に広げて伸ばす。まず息を吐きながらからだを右にねじって右腕をうしろに伸ばし、顔は右うしろを見るようにし、左肘を曲げて右に振るようにする。からだは前後に倒さないようにして直立した姿勢を保つ。次に息を吸いながらからだを正面の位置にもどし、続いて同様な動きをしつつ息を吐きながら左にからだをねじる。この動作を何度もくりかえし、徐々にねじりの速さと呼吸の速さとを上げていく。ただし、急に無理な動きをしたり、ねじりすぎたりしないように気をつける。

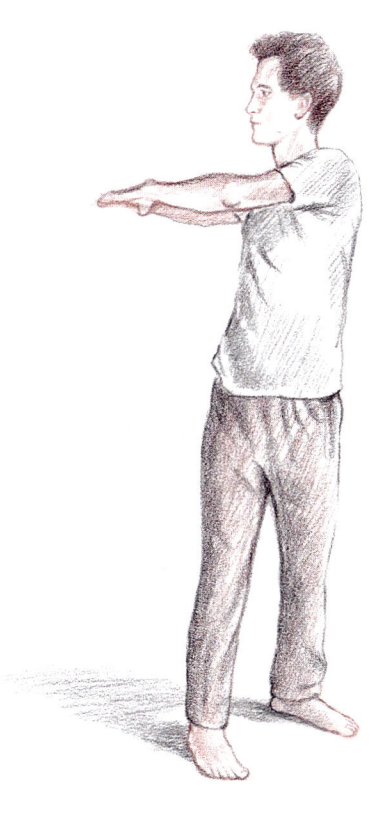

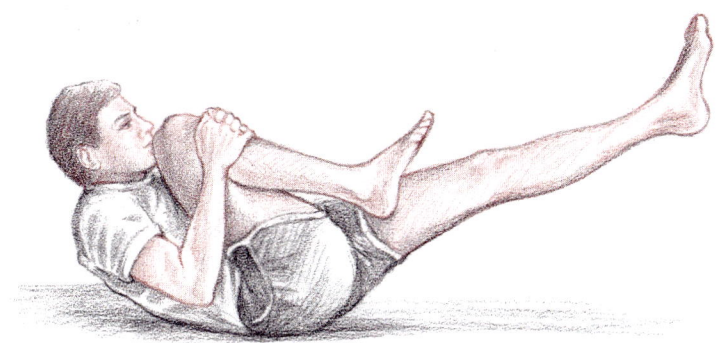

胎児の運動

両足をそろえ、両腕をからだの横につけて伸ばして仰向けで床に横になる。ゆっくりと息を吸いながら両膝を曲げつつ両脚を上げ、次いで息を吐きながら指同士をからませた手で両膝を胸元に引き寄せて抱え込み、あごを両膝につけるようにする。次に、左脚だけを床から45度になるように伸ばし、自然に呼吸を続けつつ、左脚を右まわりに5回、左まわりに5回、つま先で円を描くようにしてまわす。右脚でも同じ動作をくりかえす。最後に、両膝を同時に胸元に引き寄せ、からだ全体を2〜3回前後に動かす。

インスタント・リラクゼーション・テクニック（IRT）

図のように仰向けで床に横になる。まず息を吸ってから両つま先に力を入れて固くし、次いで両かかとと、両ふくらはぎに力を入れて筋肉を固くし、両膝、両太腿に力を入れる。ここで一度息を吐いてお腹をへこませてから、尻と腰を緊張させ、両手のひらでこぶしを固め、両腕全体の筋肉に力を入れて固くする。ここで大きく息を吸って胸を広げて緊張させ、両肩と首と顔全体の筋肉に力を入れて固くする。この全身を固くした状態を約3秒間保ち、その後に息を吐いて全身の力を抜き、両脚と両腕を広げてからだをリラックスさせる。順序を守り、からだの各部分の筋肉を数秒間ずつ固くしていくようにする。

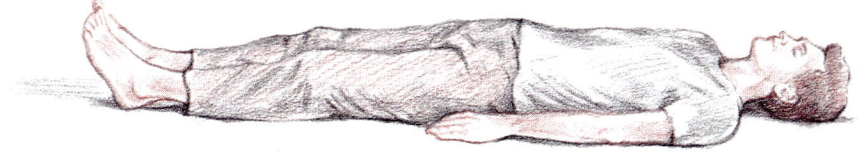

太陽礼拝のポーズ

　この一連の「太陽礼拝のポーズ」は、インドの伝統では日の出と日の入りの時刻に太陽に向いて行う。しかしその時刻に実習できない場合は、きれいな景色の彼方から昇り来る太陽を想像し、その太陽からの光をからだ全体に浴びている自分を想像しながら実習する。

　また、時間の都合でこれまで紹介した動作のすべてを実習できない場合は、この「太陽礼拝のポーズ」だけを実習してもよい。左右の脚の使い方を交互に替えて実習し、最後に「インスタント・リラクゼーション・テクニック（IRT）」を行うようにする。

注意：禁忌

　高血圧の者、ヘルニアや腰痛、静脈瘤を患っている者。

11：ここで息を吐きながら左足を右足の横にそろえる。次に、両手は床につけたままで両足を伸ばし、上体は下に向けて背筋を伸ばす。最後に息を吸いながら上体を起こして直立し、ここで「太陽礼拝のポーズ」を終える。以上の動きを再度くりかえしてもよいが、続けて行う場合は、左右の脚を動かす順序を替えて行う。

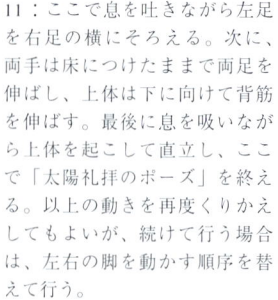
10

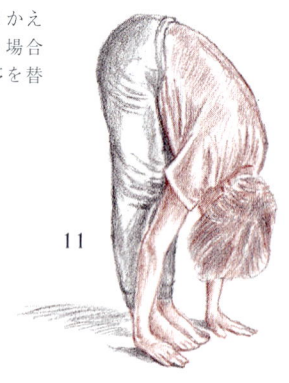
11

9 & 10：次に息を吸いながら両膝を曲げ、腰を両かかとの上におろし、額を床につけて、ここで一度息を吐く。次いで、息を吸いながら右脚を前に出して、両手のあいだの床に右足を置く。

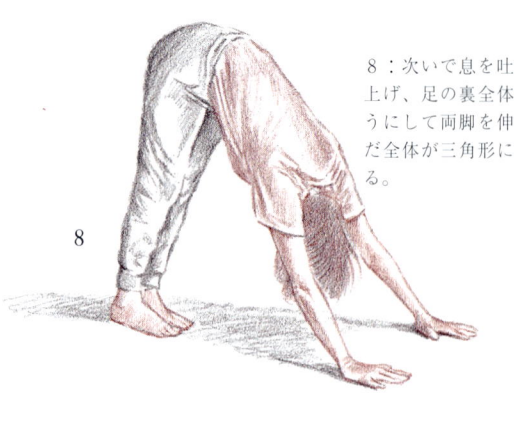
9

8：次いで息を吐きながら尻を上げ、足の裏全体が床に付くようにして両脚を伸ばして、からだ全体が三角形になるようにする。

8

7：次に、息は吸わずに上体を起こして前に移動させ、両手で体重を支える。次に、両膝と胸と額とを床につけ、腹部は床から浮かせておく。続いて、息を吸いながら両腕で上体を起こし、頭と背筋をうしろにそらせる。

7

心身調整法（ヨーガ療法）を始める前に

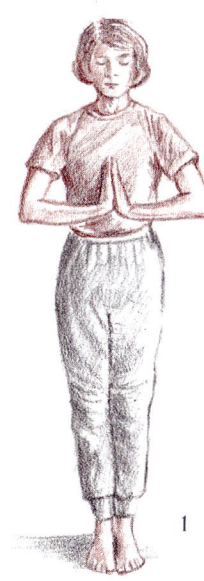

1＆2：両脚をそろえて立ち、胸元で合掌する。まず「アウン、フラーム、ミトラーヤ、ナマハ（すべての人々に慈愛を注ぐ神様に礼拝し奉る）」という真言を唱えてから、息を吸いつつ両腕を頭上にあげてうしろにそる。この時に両手のひらは上に向くようにし、頭もうしろにそらせる。

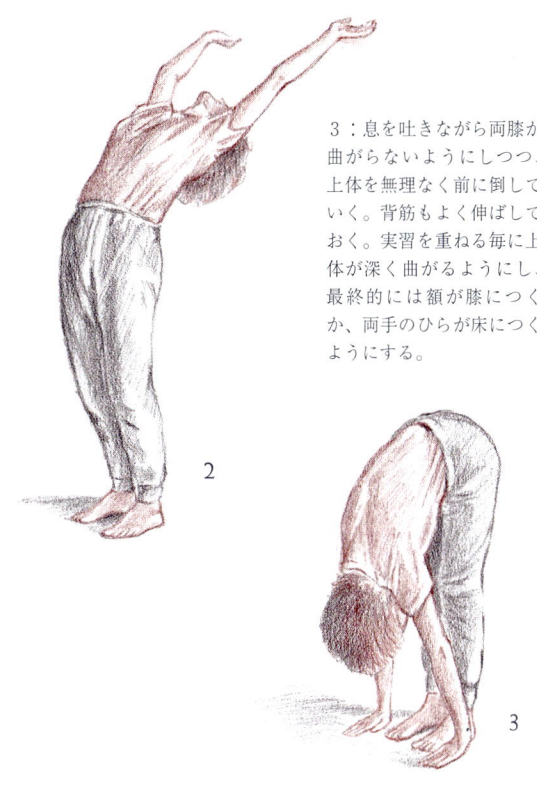

3：息を吐きながら両膝が曲がらないようにしつつ、上体を無理なく前に倒していく。背筋もよく伸ばしておく。実習を重ねる毎に上体が深く曲がるようにし、最終的には額が膝につくか、両手のひらが床につくようにする。

4：息を吸いながら両膝を曲げ、両手のひらを両足の脇の床につける。次いで右足をできるだけうしろに伸ばし、右膝は床につけておく。顔は上に向け、腰を前方に押し出すようにする。

5＆6：左足も後方に伸ばして右足の横にそろえ、息を完全に吐き切る。次いで息を吸いながら、からだをうしろにさげてかかとの上に腰をおろし、額を床につけて息を吐く。

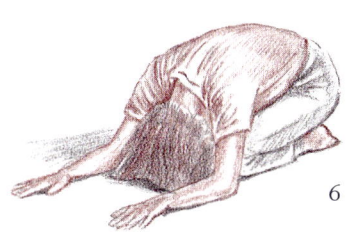

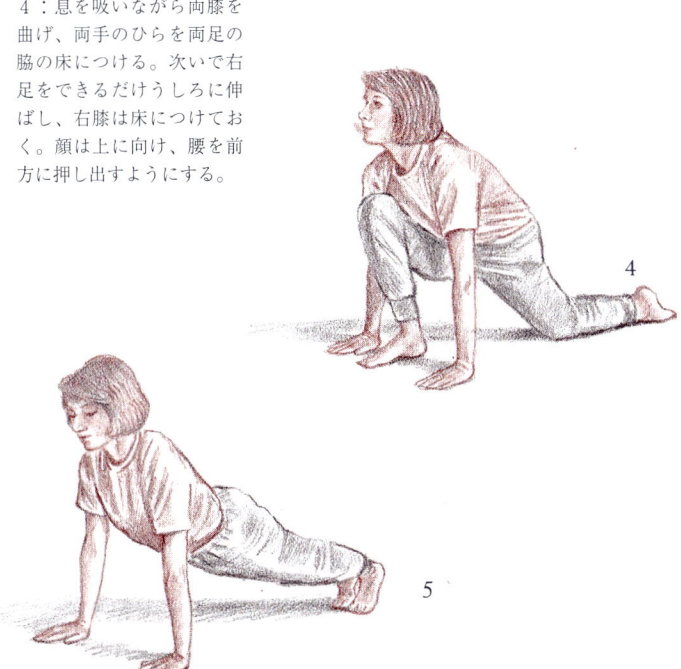

25

アーサナ

　アーサナと呼ばれる各種のヨーガのポーズは、呼吸法やストレッチよりもさらに身体の深い次元に働きかけるものです。アーサナは私たちの筋肉や関節の緊張を解きほぐすと共に、各種筋肉を緊張させ、同時に内臓を刺激し、さらには良い呼吸ができるようにし、血液の流れもよくしてくれます。さらに、身体の深い次元では、微細な力がよく流れるようにすると共に、姿勢を解いて筋肉の緊張を取る時には、心の働きも静めます。

　私たちがアーサナを実習する際には、からだに生じる感覚に意識を向けることが大切です。たとえば各種筋肉の緊張を意識化し、からだに生じてくる変化も意識化し、自分の呼吸作用がゆっくりしてくるのを感じ取るのです。アーサナを実習する場合、息を吐く時は自分をより深くリラックスさせ、息を吸う時は自分が達したリラックス状態を維持できるようにします。こうしたことがじょうずにできるようになると、アーサナの姿勢を保つ時でも、まったく緊張せずにすむようになります。しかし、こうした意識化の力がつくまでは、特に注意してアーサナを実習するようにして、からだを痛めないように注意してください。実習の際は、決して無理をしないようにし、自分のからだの変化によく注意を向けて意識化できるようになれば、アーサナの正しい実習の仕方も自然に理解できるようになれます。ともかくアーサナを実習する際には、決してきれいなポーズが取れるようになどと焦ってはいけません。自分の筋肉が心地良さを感じる限界を、ありのままに意識化するようにし、この状態から徐々に筋肉を無理なく伸ばしていけるようにすることが大切です。

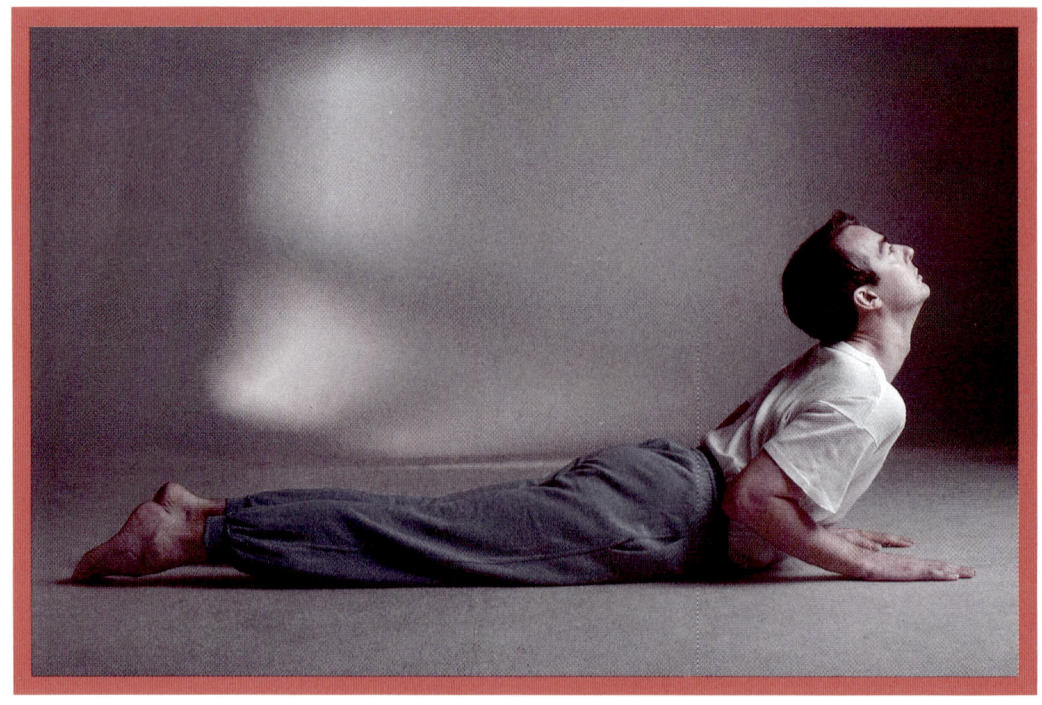

コブラのポーズ

立位のアーサナ

ここで紹介する、動きを伴う「立位のアーサナ」は、私たちの各種筋肉を強化し、平衡感覚を強め、どの方向へでも曲がる柔らかなからだにしてくれます。「立位のアーサナ」を最初に実習することで、続いて行う一連の「うつ伏せのアーサナ」や「逆転のアーサナ」、それに「座位のアーサナ」が行じやすくなるのです。

注意：禁忌
・「立位のアーサナ」、血栓症の患者。
・「立位・前屈のポーズ」、高血圧の患者や緑内障の患者。

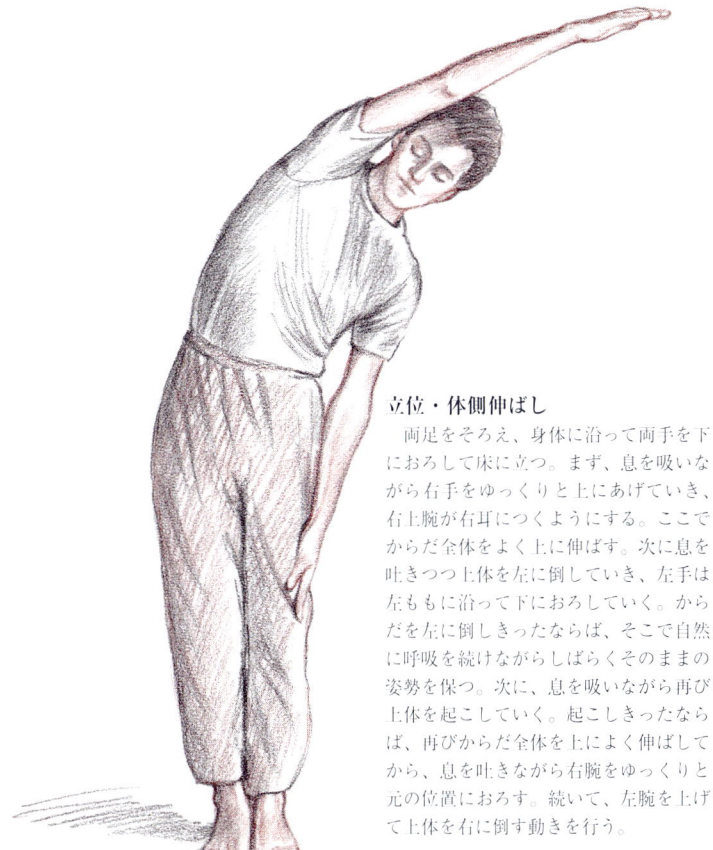

立位・体側伸ばし

両足をそろえ、身体に沿って両手を下におろして床に立つ。まず、息を吸いながら右手をゆっくりと上にあげていき、右上腕が右耳につくようにする。ここでからだ全体をよく上に伸ばす。次に息を吐きつつ上体を左に倒していき、左手は左ももに沿って下におろしていく。からだを左に倒しきったならば、そこで自然に呼吸を続けながらしばらくそのままの姿勢を保つ。次に、息を吸いながら再び上体を起こしていく。起こしきったならば、再びからだ全体を上によく伸ばしてから、息を吐きながら右腕をゆっくりと元の位置におろす。続いて、左腕を上げて上体を右に倒す動きを行う。

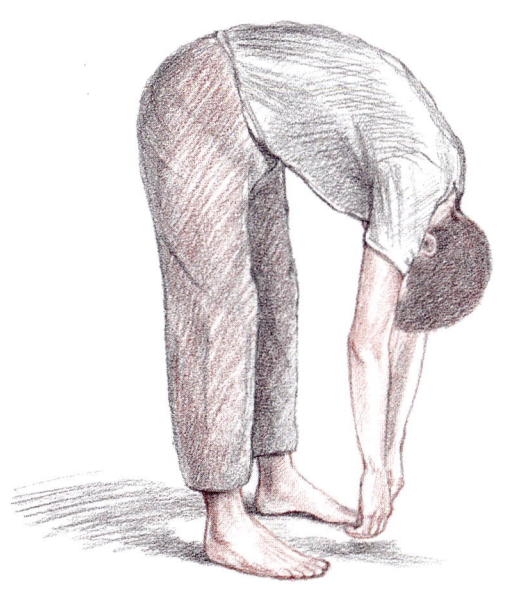

立位・前屈のポーズ

両足をそろえて床に立つ立位のポーズから、息を吸いつつ両腕を横からゆっくりと上にあげていき、頭の上まで両腕が上がるようにする。この姿勢で、背骨全体を上によく伸ばす。次に、息を吐きつつ上体を腰の部分で曲げるようにして前に倒していき、上体が水平になる位置まで倒して背筋をよく伸ばす。ここで一度息を吸ってから、すぐに吐きつつさらに上体を前に倒していく。この時背骨が丸くなるが、そのまま上体を腰から前に倒していく。両膝を曲げずにできるだけ上体を下におろしていき、つかえた所でそのままの姿勢をしばらく保つ。続いて息を吸いつつ上体を少しずつ上に起こし、上体が床と水平になるようにする。ここで一度息を吐き、次いで、息を吸いつつ両腕と上体を真上にまで起こしきり、最後に息を吐きつつ両腕をからだの横から下におろす。

立位・後屈のポーズ

　両脚を肩幅に広げて立ち、指がからだの前に向くようにさせて両手を腰に当てる。次に、息を吸いつつ上体を少しずつうしろに倒していき、頭と首も同時にうしろに倒す。首を痛めている者の場合はあごを引いて、首が完全にうしろに倒れないようにさせておく。上体をうしろに倒しきった姿勢で呼吸は自然に続け、無理を感じないあいだ、この姿勢を保つ。上体を起こして両腕も下におろす。

三角形のポーズ

　両脚を60～90cmほど開ろげて右足先を外に向くようにし、息を吸いつつ両腕を床と水平になるまで上げる。次に、息を吐きつつ上体を右に倒し、右手も右脚に沿って右足首のあたりまで下におろしていく。この時にからだが前に倒れて腰がうしろに出ないように注意する。また、以上の動きと連動して、左腕も手のひらがからだの前に向くようにして上にあげていく。顔は左手先を見るようにし、からだを倒しきった姿勢を保ちつつ、息を吐く毎に左手をさらに上に伸びるようにする。息を吸いつつ元の姿勢にもどる。

うつ伏せのアーサナ

　これらうつ伏せの各種アーサナは、背骨を柔らかくし、腹部を伸ばし、背中の筋肉を刺激してくれる。

注意：禁忌

・「うつ伏せのアーサナ」、静脈血栓症の患者。
・「コブラのポーズ」、ヘルニア、高血圧症患者。
・「バッタのポーズ」、ヘルニア、高血圧、腰痛の患者。
・「弓のポーズ」、ヘルニア、高血圧、心臓疾患、腰痛の患者。

コブラのポーズ

　両脚をそろえてうつ伏せになり、顔も床につける。両手のひらを胸の横の床につける。次に、息を吸いつつ頭を上にあげる。ここで一度息を吐き、次いですぐに息を吸いながら胸全体が床から離れるところまで上体を持ち上げてから、そこで動きを止めて一度息を吐く。次に、息を吸いつつさらに上体を上にそらせ、腹部が床から離れる直前で動きを止める。この時に胸部を引き上げるように背筋に力を入れ、その後に腕の力で上体を支えるようにする。5〜6回ほど呼吸をするあいだこの姿勢を保ち、息を吐きながらゆっくりと姿勢を解いて元の姿勢にもどる。

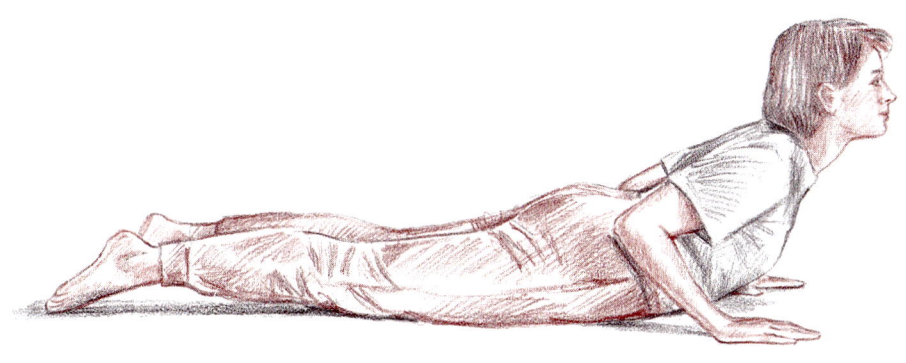

バッタのポーズ

　両脚をそろえてうつ伏せになり、顔も床につける。親指を握り込んで両手で握りこぶしを造り、そのこぶしを左右の脚の付け根の部分に差し込んでおく。まず、息を吸って止め、背筋と脚の筋肉だけを使って右脚だけを無理なくうしろに持ち上げる。3から10回呼吸するあいだこの姿勢を保った後、息を吐きながらゆっくりと右脚を床におろす。次に、左脚で同じ動作をくりかえす。両脚を同時に持ち上げる動作ができるならば、上記と同じ手順を踏んで行ってもよい。

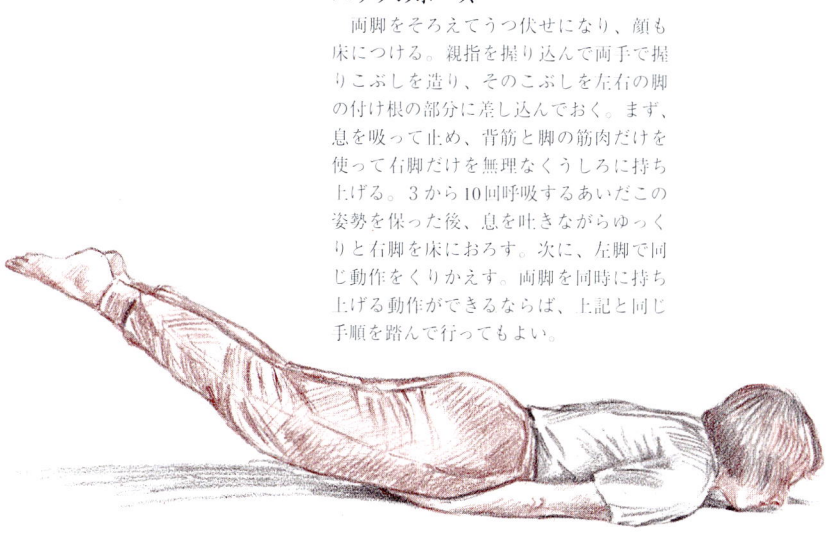

弓のポーズ

　両脚をそろえてうつ伏せになり、顔も床につける。次に、両膝を曲げて両足を頭に近づける。両腕をうしろにまわし、両手で両足首を握る。息を吸いながら両脚を引き寄せて、両ももと胸と頭を床から引き上げる。腹部のみが床につくようにして、からだの上下の部分が上に心地良く引き上げられているようにする。両肘はよく伸びているようにする。最初のうちは両足が離れるが、熟達するにつれて両足が互いにつくようになるはずである。背中全体が引き絞られた弓のようになっているのを感じ取る。3から最長10回呼吸するあいだこの姿勢を保った後に、息を吐きながら両足を離して元の姿勢にもどる。

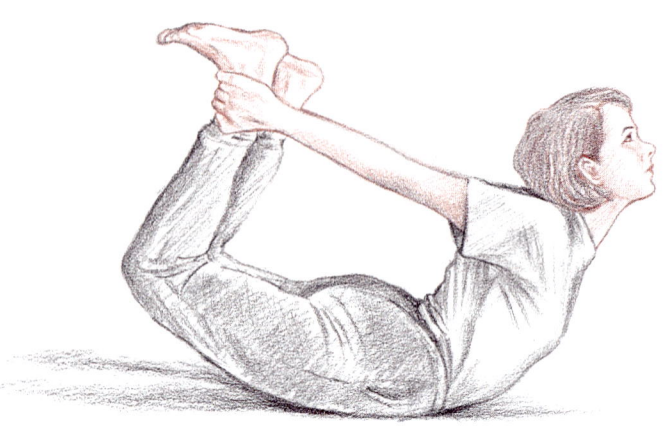

ワニのポーズ

　このポーズは後に説明する「屍のポーズ」と対になる、うつ伏せの「リラクゼーション・ポーズ」である。両足を30〜60cmほど離し、足先は外に向けてうつ伏せになり、ワニのような姿勢を取る。この時に、頭は両腕の中に収めるか、または、図のように両腕の上に乗せるかする。両目は閉じ、顔もリラックスさせ、腹部を使って呼吸して、息を吸った時には腹部が床を押すようにし、吐いた時は床に沈み込むようにする。

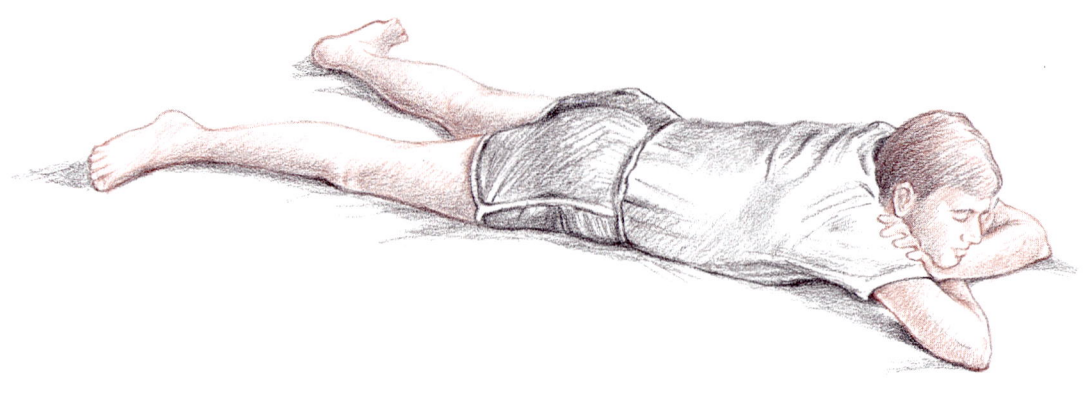

逆転のアーサナ

　これらからだの上下を逆転させる姿勢の効果は大きなものがあるが、からだがこの姿勢にうまく適応できていないとからだを壊す姿勢でもある。まず「半肩逆立ちのポーズ」ができるようにしてから、他の逆転の姿勢を実習するよう、あらかじめ「逆転のアーサナ」に対応できる準備を整える必要がある。

注意：禁忌

- 「逆転のアーサナ」、血栓症の患者、心臓に疾患のある者、高血圧の患者。
- 「半肩逆立ちのポーズ」、緑内障患者、肥満患者、月経の女性。
- 「肩逆立ちのポーズ」、緑内障患者、肥満患者、月経の女性、首に痛みのある者、椎間板を損傷している者、背筋の筋肉が弱い者、胸部に痛みを感じている者。
- 「スキのポーズ」、首に痛みを感じている者、肥満患者、椎間板を損傷している者、背筋の筋肉が弱い者、胸部に痛みを感じている者。
- 「魚のポーズ」、首に痛みを感じている者、甲状腺機能亢進症患者。

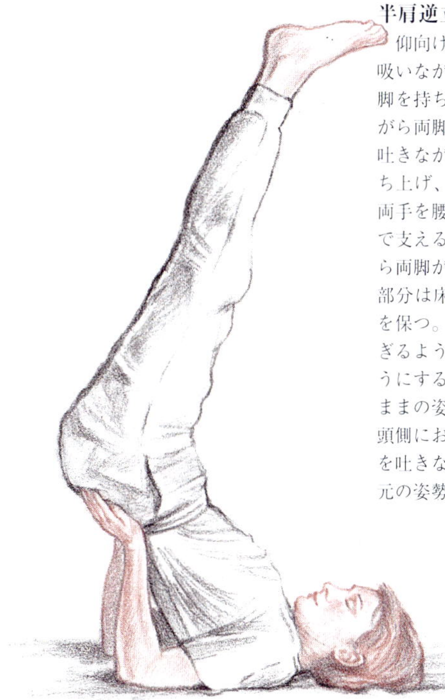

半肩逆立ちのポーズ

　仰向けになって床の上に横になり、息を吸いながら両脚を持ち上げるが、この時両脚を持ち上げにくい場合は、両膝を曲げながら両脚を持ち上げてもよい。次に、息を吐きながら両脚をさらに頭のうしろ側に持ち上げ、腰も床から持ち上げる。次いで、両手を腰に当てて体重を両腕と両肩と両肘で支えるようにする。次に、息を吸いながら両脚が床に垂直になるようにさせ、胴体部分は床と45度の角度になるような姿勢を保つ。この時に、両腕に体重がかかりすぎるようなら、両脚を少し頭の方に倒すようにする。呼吸は自然に続けながら、このままの姿勢をしばらく保ってから、両脚を頭側におろしてから両手を腰から外し、息を吐きながらゆっくりと腰を床におろして元の姿勢にもどる。

肩逆立ちのポーズ

　まず最初の動きは、先の「半肩逆立ちのポーズ」と同じようにする。そして、この「半肩逆立ちのポーズ」ができた後に、そのまま胴体を両手で背中側から前に向けて押し続けて、最終的には胴体と床とが90度になるようにする。この時同時に両手を腰から肩に向けておろしていくが、手のひらの親指は胴体の胸側に向き、残りの4本の指は背中側に向いているようにする。胴体が床に対して垂直になった時に、全体重は首と頭でなく両肩の上にかかるようにする。最初の段階ではこの姿勢を30秒間保つようにし、最終的には19ページの図表に書かれてある時間まで延ばせるようにする。この姿勢を保っているあいだは静かに呼吸を続け、全身をリラックスさせる。その後、先の「半肩逆立ちのポーズ」と同じように姿勢を解いて、元の姿勢にもどる。

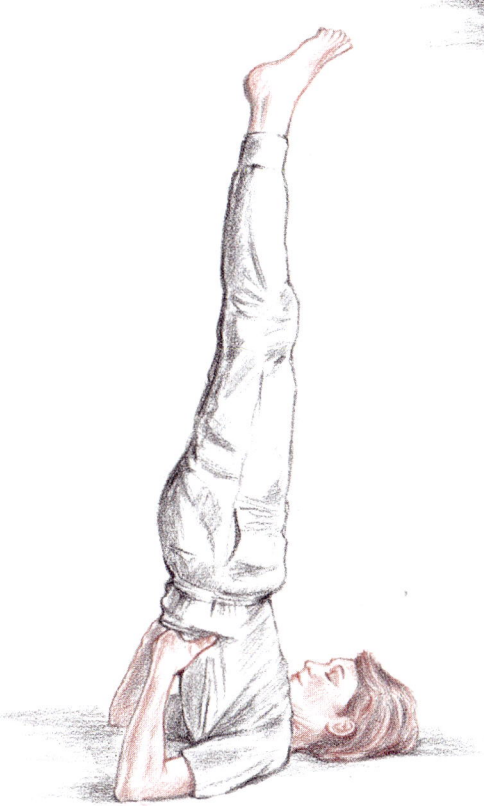

スキのポーズ

先の「半肩逆立ちのポーズ」のように両脚を持ち上げる。両脚を床と垂直にした後、つま先が頭の先の床につくまで両脚を伸ばしたままで、頭のうしろに両脚をおろしていく。または、「肩逆立ちのポーズ」の姿勢で腰を両手で支えた形から両脚を伸ばしたままで頭の先の床におろし、直接この「スキのポーズ」の姿勢に移ってもよい。両脚を床におろしていく時に、両腕は背中側に伸ばして床につけておいてもよいし、頭の先で両腕を組むようにしておいてもよい。しばらくこの姿勢を保った後で、元の姿勢にもどる。両足のつま先が頭の先の床につかない場合は、最もリラックスできる角度を保って胴体を両腕で支えておいてもよい。

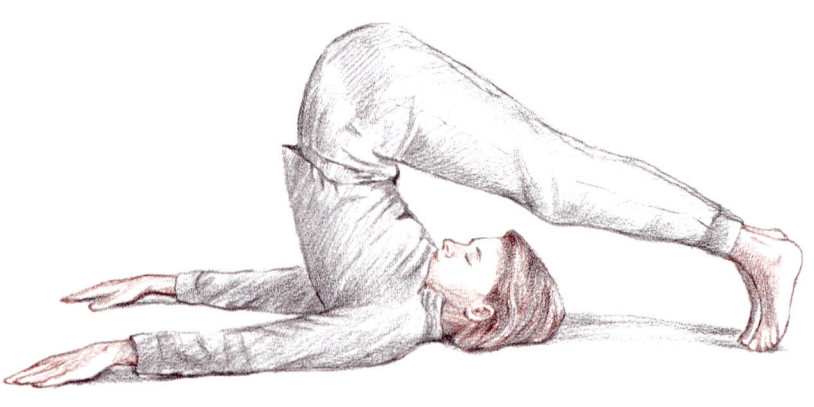

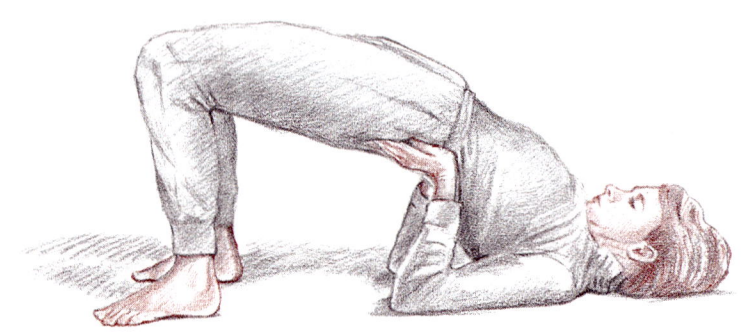

橋のポーズ

仰向けで横になり、両脚を少し開き加減にして両膝を立てておき、両腕は身体の横につけておく。息を吸いながら両脚に力を入れて胴体部分を気持ちの良い範囲で床からできるだけ上に押しあげるようにする。次に、腰のうしろに両手を入れて、両手で胴体を支えるようにする。この時両太ももと腹部がよく伸ばされているのを感じ取る。また、姿勢を保っているあいだ、両肩をはじめ首や顔の力は抜いて、呼吸もゆっくりと続けるようにする。しばらくこの姿勢を保った後、息を吐きながらゆっくりと胴体を床におろして元の姿勢にもどり、両脚も伸ばしてリラックスする。

魚のポーズ

まず両脚を伸ばして座り、続いて両肘で支えながら上体をうしろの床に息を吐きながらおろしていき、頭頂部分を床につける。この時両腕の肘を梃子（てこ）のように働かせて、胸と喉とをできるだけ上に持ち上げるようにする。上体の体重は両肘にかかるようにし、特に首に問題を抱えている人はもちろん、首を過度に曲げすぎないようにする。だいたい「肩逆立ちのポーズ」の3分の1程度の時間この姿勢を保つ。その後、両肘で少し上体を上に持ちあげ加減にして頭と首を元の位置にもどしながら上体を床におろす。

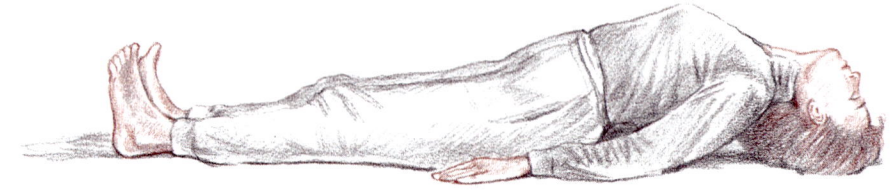

座位のアーサナ

この種のアーサナは、心を落ち着かせると共に「リラクゼーション」と「調気法」を実習しやすくしてくれます

注意：禁忌

- 「座位のアーサナ」、静脈血栓症の患者、胃酸過多の患者
- 「月のポーズ」、高血圧の患者
- 「ラクダのポーズ」、ヘルニアの患者、首や腰に疾患を持つ者
- 「座位・ねじりのポーズ」、脊椎に疾患を持つ者、腸ヘルニアの患者、炎症を起こしている患者
- 「座位・前屈のポーズ」、腰痛を起こしたての患者

正座

まず両脚を伸ばして床に座る。次いで、右膝を折って右足を右尻の下に入れて座る。次に、左足も同じようにして座る。この時両膝がじゅうぶんに曲がらない場合には尻の下に適当な厚みのクッションを入れればよい。足首が痛い場合、床とのあいだに敷物をあてがってもよい。両手はももの上に乗せ、背筋をよく伸ばし、あごを引いて頭も傾かないようにして、このまましばらく座り続ける。

月のポーズ

床に正座し、背中で右手首を左手で握っておく。息を吐きながら腰からゆっくりと前に曲げていき、額が床につくようにする。その姿勢で両手を離して床の上に両腕を休め、このままの姿勢をしばらく保つ。この時に、額が床につかなければ顔を両膝に付けたままでもよい。次いで息を吸いながらゆっくりと元の正座にもどる。からだを前後に動かす時に生じる頭部の血圧の変化を意識するようにする

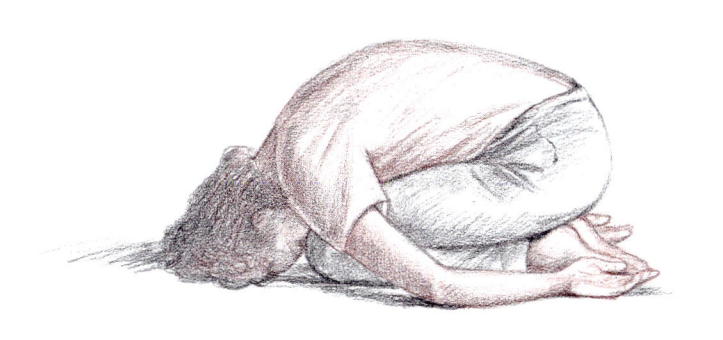

ラクダのポーズ

床に膝立ちをする。息を吸って、まず右手で右かかとに触れるように、からだを右に少しねじりつつうしろにそる。次いで左手も左かかとに触れるようにする。この時に、頭と両肩をうしろに倒し、からだ全体が半円を描くようにそらせる。このままの姿勢で呼吸を乱さずに2分間姿勢を保つ。その後でこのうしろそりの姿勢を解いて、ゆっくりからだを起こすか、または床に座るようにする。両手が両足の裏に届かない場合には、両足のかかとを立ててうしろそりを行ってもよい。それでもまだ両手が両足に届かない場合は、片手ずつ足の裏に届かせるようにして半身だけうしろにそらせてもよい

座位・ねじりのポーズ

両脚をそろえて伸ばし床に座る。右膝を立て、右足を左膝の左側の床につける（または、図のように左ももの右側の床につける）。まず、息を吐きながらからだを右にねじりつつ、左肘を右膝の外側にかけ、左手で右脚のすねを握るようにする。最終的には左手で右足首を握れるようにする。右手はからだのうしろの床につけて、背筋をよく伸ばしてこの姿勢をしばらく保つ。この時に、息を吐く度に左腕の助けを借りて、より深くからだが右にねじれるようにしたほうがよいが、決して無理にねじらないようにする。2、3回このように呼吸して深いねじりを試みた後は、リラックスして姿勢を保ち続ける。その後、姿勢を解いて反対側も同じようにする。

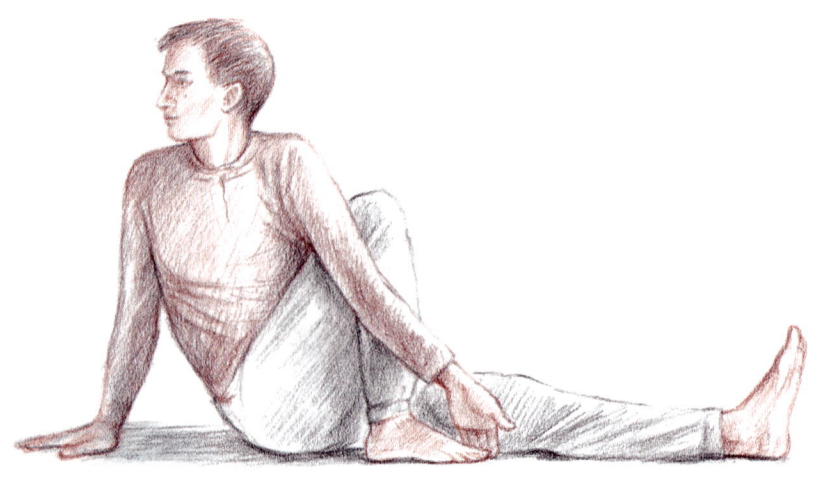

座位・前屈のポーズ

両脚をそろえて伸ばし床に座り、両腕は頭上に伸ばして上げ、両手のひらはからだの前に向くようにする。この時に、背筋も脊椎の下部からよく伸ばす。まず息を大きく吸ってから、息を吐きつつからだを前に倒し、両手が両つま先に触れるようにする。この時に、腰の下部から前に曲げるようにし、背筋もできるだけ真っ直ぐにするように努める。この姿勢を保ちつつ、息を吐く毎に少しずつ前にからだが倒れるようにして、腹部を引っ込めて両脚のうしろの筋肉全体がよく伸びるようにする。この姿勢を保つあいだは決してからだを緊張させないようにし、からだに急激な痛みが生じないように注意する。

座位・仰向けのポーズ

まず膝立ちをしてから両かかとのあいだに腰をおろし、両かかとが尻のすぐ横にきて、両ふくらはぎも太ももの横につくようにする。息を吸ってから、両肘でからだ全体を支えつつからだをうしろに倒していく。両腕を頭のうしろで組んで背筋をよく伸ばしてからだを床につけ、両膝は床から浮かないようにする。この姿勢を保つのが大変ならば、両脚は尻の下に入れたままで半分だけからだをうしろに倒して、両肘でからだを支えておいてもよい。しばらくこの姿勢を保った後に、上体を起こして正座する。

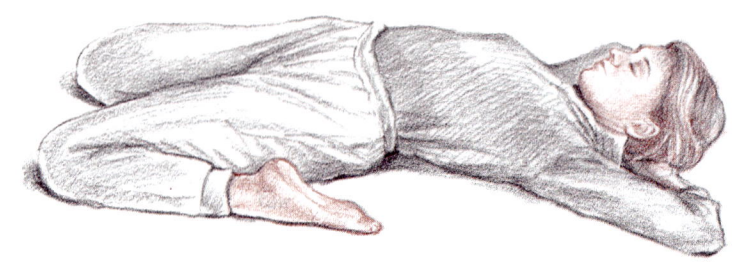

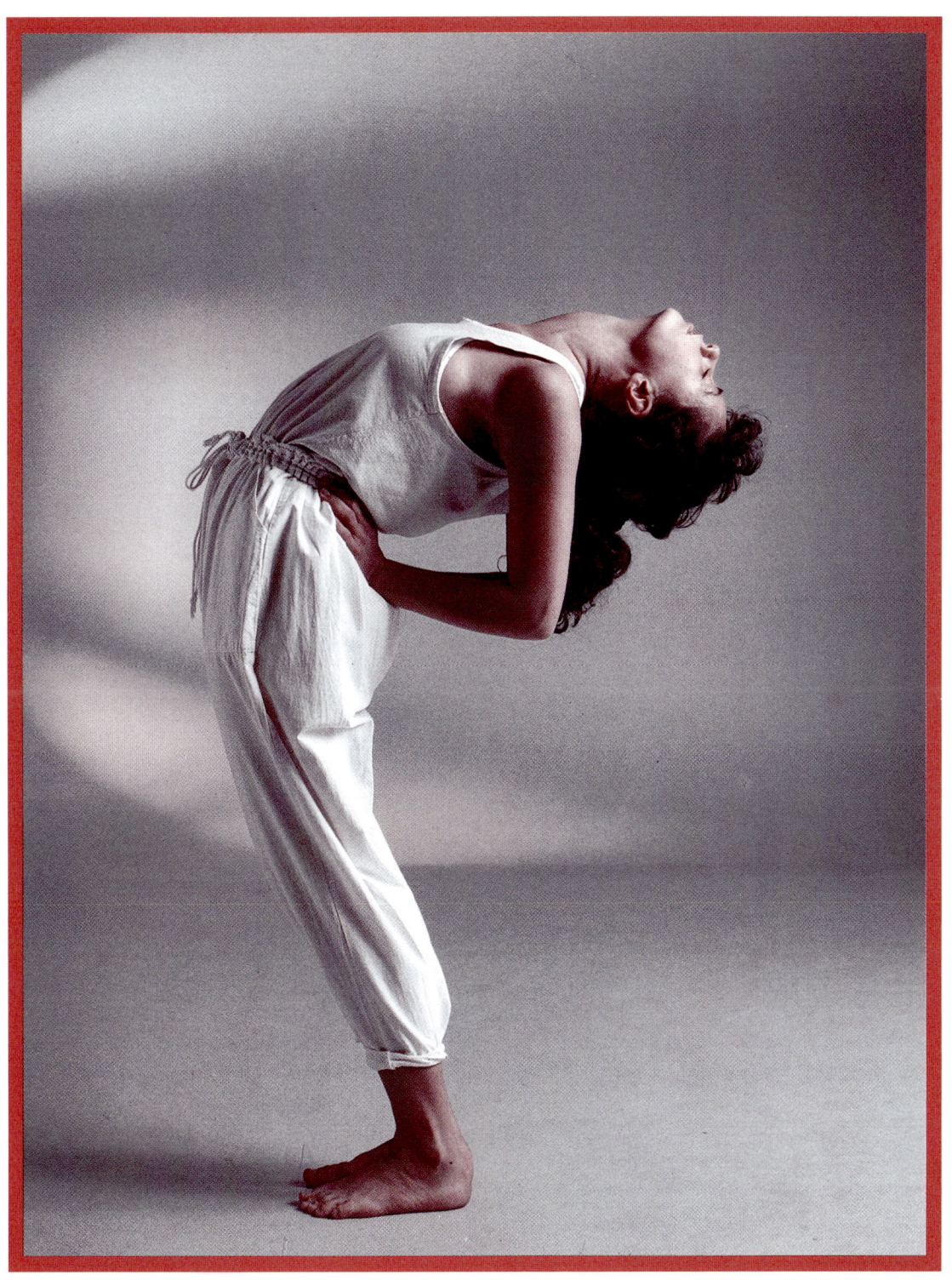

立位・後屈のポーズ

リラゼーション

　本書では、2分間行う「インスタント・リラクゼーション・テクニック（IRT）」（P.23）、5分間行う「クイック・リラクゼーション・テクニック（QRT）」、10～20分間行う「ディープ・リラクゼーション・テクニック（DRT）」という、3種類のリラクゼーション・テクニックを紹介します。これらのリラクゼーション・テクニックは、「IRT」はアーサナを実習する前に行う「ほぐし運動」などの後に行い、「QRT」と「DRT」は「アーサナ」を実習した後で行うようにしています。あるいは、これら3種のリラクゼーション・テクニックは、単独で実習してもかまいません。また「QRT」と「DRT」とは、「屍のポーズ」の際に同時に行ってもかまいません。こうしたリラクゼーション・テクニックの実習から意識を元にもどす際は、常に少しずつもどすようにしてください。

屍のポーズ

　平らで安定した床に仰向けで横になる。両膝を立てて胴体を少し床から持ち上げてからゆっくりとおろし、腰と床のあいだがあまり開かないようにして、次に少し両脚を広げ加減にして床の上に真っ直ぐ伸ばすようにする。この時の両足の間隔は20～30cm程にする。両腕もからだから45cm程離して床の上に伸ばし、手のひらは上に向けておく。頭も一度床から持ち上げてから、あごを喉の方向に引きながらゆっくりおろす。この姿勢で不快な感じがするなら、頭の下に小さな枕を入れるか、頭を横向きにさせておく。それから目を閉じて、「QRT」や「DRT」を行うようにする。

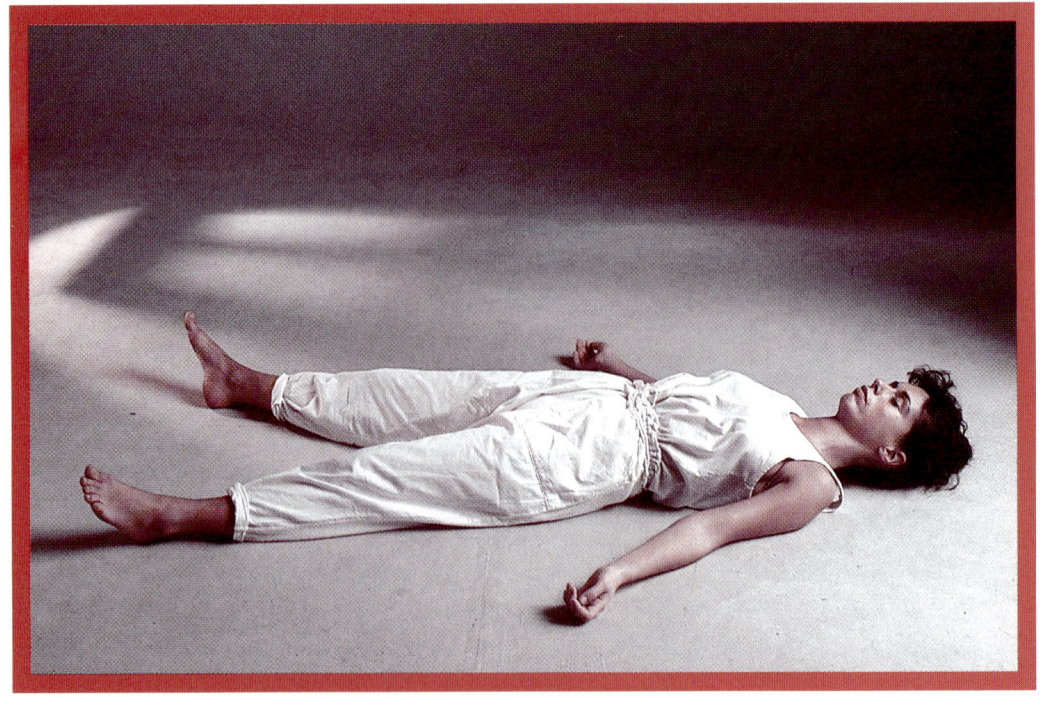

屍のポーズ

クイック・リラクゼーション・テクニック（QRT）

　床に横たわる自分のからだを意識する。上下するお腹の動きを観察する。自分の呼吸が規則正しくなり、ゆっくりしてくるのを意識化する。10回呼吸するあいだに、吸った時お腹が膨らんで、吐く時にはお腹がへこんでいくのを意識する。呼吸は自然に行うようにする。

　次に、息を吸った時には全身にエネルギーが満ちるのを感じ、吐く時は力が抜けて、からだ全体が床の中に沈み込んでいくように感じ、その意識状態を1～2秒保ってから、再び息を吸い始める。そして、息が吸い込まれた時には、からだ全体が軽くなり、力がみなぎるのを意識する。以上の呼吸を10回行う。

ディープ・リラクゼーション・テクニック(DRT)

　まず、「屍のポーズ」で横たわり、以下に記す言葉に従ってリラクゼーションを行う。はじめのうちは、録音した言葉を使用する。言葉はゆっくりと録音し、各言葉のあいだは数秒間開けておく。慣れるに従って、録音の助けを借りずに行えるようになり、自然にリラックスできるようになるはずである。以下のインストラクションは、59ページに紹介する「ヨーガ・ニードラー」を行う際にも利用できる。

　以下のインストラクションで行うようにする。

"それではからだの各部分を意識化して、その部分の力を抜いていきましょう。まず両足のつま先と爪の根本を意識化してください。両つま先をリラックスさせます。次いで、両足の土踏まず、両かかと、両足の甲、両足首、両ふくらはぎ、両膝、両太もも、両足のつけ根、次にお尻全体。ここでもう一度、両足のつま先からお尻までをリラックスさせます。ここで「ア音」を響かせます。大きく息を吸って、'アー'。

　それでは次に、腹部と胸部を意識化します。息を吸った時に上体に力がみなぎるのを感じましょう。息を吐く時にはリラックスしていくのを感じましょう。ここで両手の指先と爪の根本を意識化してください。両手と両腕全体の力を抜きましょう。腰の力、背中の力、両肩の力も抜きましょう。背骨の一本一本を意識化して、力を抜いていきましょう。胸も意識化してその力を抜いてください。さあ、それではここで「ウ音」を唱えながら、胴体と両腕全体にその音が響きわたっていくのを感じましょう。大きく息を吸って、'ウー'。

　それでは次に、喉の力を抜いて、下あごの力を抜いて、歯の付け根の力を抜く。舌の付け根の力も抜きましょう。次は上あごの力を抜いて、ほほの力を抜いて、両唇の力を抜きましょう。鼻の力、眉間の力を抜いて、両眼、額、両こめかみの力を抜いて、両耳、後頭部の力を抜いて、首のうしろの力も抜く。さあ、ここ「ン音」を唱えながら、その音が首から頭全体に響き渡っていくのを感じましょう。大きく息を吸って、'ンー'。

　さあこれでからだ全体の力が抜けました。そのままゆっくりと呼吸を続けてください。ここでもう一度「ア・ウ・ン」の音を唱えて、つま先から頭の先までの全身をリラックスさせましょう。大きく息を吸って、'アーウーンー'。

　呼吸は自然に続け、心の中で大きな海原か空の空間を思い浮かべましょう。どこまでも広がる大きな空間を思い浮かべながら、自分の意識が沈黙の中に吸い込まれていくのを意識化してください。

　それでは意識を戻してください。DRTはこれで終わります。

プラーナーヤーマ（調気法）

　「プラーナーヤーマ」と呼ばれるヨーガの「調気法」は、ヨーガ療法の日々の主な実習方法になっています。アーサナの場合は患者の肉体的な活動を静める働きがありますが、プラーナーヤーマ（調気法）は、私たちのからだの中に流れる生気（プラーナ）の働きを整える働きをします。

　普段私たちが呼吸する際には、腹部、胸部、それに肩を使った3種類の呼吸の仕方があると言われています。呼吸をする時はこれら3種類の呼吸を同時に行っているので、腹部などのそれぞれのからだの筋肉が適度に動かされていることになります。しかし、呼吸の仕方が不自然だと、それら3種類の呼吸のいずれかがうまく機能しなくなり、それにつれてその呼吸に関連する筋肉が弱体化したり、不自然なままの状態に放置されるようになるわけです。

　この章では、からだをリラックスさせた後、これらの呼吸の仕方に関係する部分の筋肉を強める動きを紹介し、呼吸をうまく行う方法も紹介します。ここでの調気法は、「正座」か、または、他の座法で座って行いますが、いずれの場合も背筋をよく伸ばして座ってください。また、特別な指示がない限り、呼吸はゆっくりと、なめらかに行うように努め、吸いきった時と吐ききった時には、そこで一瞬間呼吸を止めておく時間をもつようにしてください。また、からだをできるだけリラックスさせ、からだが自然に呼吸するようにして、呼吸の作用が無理なく行えるようにしてください。

注意：禁忌

・「速い腹式調気法」、高血圧の患者、てんかんの患者、月経中の女性、腹部の手術をしたばかりの患者（P.17参照）。

部分調気法

　まず腹部を膨らますようにして息を吸い、息を吐く時は腹部を一定の速さでゆっくりとへこましていく。初心者の場合は、この腹部の動きを確かめるために手のひらを腹部に当てて呼吸をする。この腹部を使っての呼吸の際には、胸と両肩が動かないようにする。

　次の呼吸は、息を吸う時は両肩は動かさず、腹部も動かさないようにして、胸郭だけが広がるようにする。息を吐く時も、広がった胸郭が縮むようにする。この呼吸法の場合も、初心者は手のひらを胸に当てておき、吸って広がり吐いてゆっくりと縮んでいく胸の動きを確かめるようにする。

　次の呼吸法は、腹部を少し引っ込めておき、胸郭も動かさずに、両肩だけを上下させることで呼吸するようにする。これらの呼吸の仕方がじょうずにできるようになった後、一息で以上のからだの3部分を使うようにして、最初に腹部を膨らませ、続いて胸郭を広げ、最後に両肩を上げて吸い終わるようにして、吐く時は腹部から吐き始めて最後は両肩をおろして吐ききるようにする。

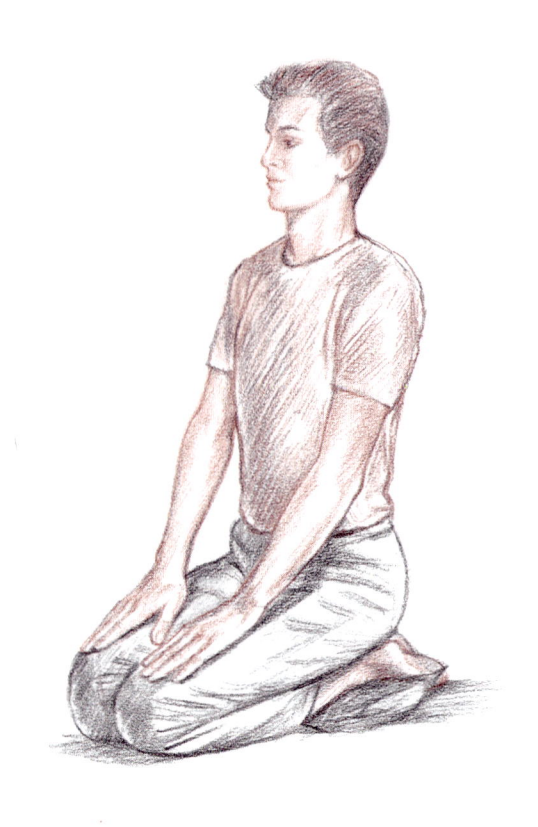

速い腹式調気法

　両肩と首、顔の力を抜いたままで、腹部を力強く引っ込めて両鼻から息を吐き、息を吸う時は、腹部の緊張を解くことで自然に息が両鼻から入ってくるようにする。この腹部の規則的な出入りによる呼吸をくりかえし続ける。最初は続けて10回の呼吸を行い、この10回の連続呼吸を3ラウンドくりかえす。その後1週間毎に1ラウンド10呼吸ずつ呼吸回数を増やしていき、最終的には10呼吸ずつ30ラウンドまで呼吸できるようにする。1ラウンド10回の呼吸が終わる毎に20秒間の休みを取って、そのあいだに完全に呼吸を止めておくか、または、ゆっくりと呼吸を続けるようにする。呼吸の速さも、初心者のうちは2秒に一度の呼吸の速さから始め、慣れるに従って1秒間に2回の呼吸ができるまでに速度を速めるようにする。この時決して焦って呼吸数を増やさずに、腹部の動きが一定の呼吸速度に合わせられているのを確かめつつ、回数と速度を増やしていくことが大切である。

片鼻調気法

　まず、右手の人差し指と中指を折り込み、親指と薬指と小指をよく伸ばしておく。次に、右親指で右鼻を押さえて閉じ、左鼻だけを使って息の出し入れをする。次に、右手の薬指と小指で左鼻を押さえて閉じ、右鼻だけで息の出入りをさせる。これら片鼻での呼吸を少なくとも交互に5回ずつ行うようにする。呼吸の仕方は、できるだけゆっくりと深く静かに行うようにする。息を吸う時には、空気が喉を通り、気管から胸にまで入っていくのを感じるようにして、吐く時の逆の流れも感じ取れるようにする。

舌を丸める調気法

　舌を喉の方へ向けて丸め、舌の先が上の歯の裏側につくようにする。この舌の横の空間を通して、ゆっくりと一定の速さで息を吸う。この時、冷たい空気が口に入って喉まで降りていくのを感じるようにする。息を吐く時は口を閉じて両鼻から吐くようにする。

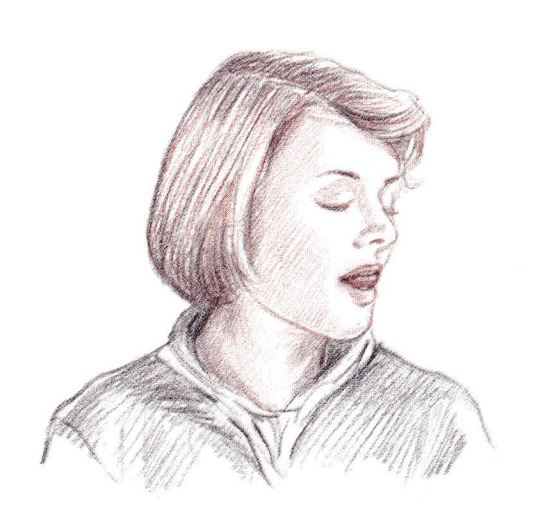

発語調気法

　大きく息を吸った後、大きな声で"ア"音を発音しながら息を吐く。この時この音が、腹部から始まってつま先までの下半身全体に響きわたるのを感じるようにする。以上の動作を3回くりかえす。次は、"ウ"音を胸から始まって両腕の先まで響かせるように3回唱える。次は、口を閉じて"ン"の音を発音して、喉から顔と頭全体に響くようにする。最後に、"アウン"の音を全身に響きわたるように3回唱える。

39

メディテーション（瞑想法）

　瞑想法は、ヨーガの中心になる修行法です。瞑想法とは、私たちの心と魂の花を美しく咲かせてくれる修行法で、静けさと愛と調和と力とをわき上がらせてくれるものです。

　たとえば、"アウン"とか"神様"、"一如"といった音をひとつ選んでその音を内心で唱えます。この時に、口を動かさないで心の中だけで音を聞き取るようにしてください。最初は一呼吸するあいだに何回か音を唱えるようにして、心がその音にとらわれないように、ただ音が自然にきては去るようにします。くりかえす音の誦唱が一定のリズムに落ち着いてきたら、誦唱の速さをさらにゆっくりしたものにすればよいのですが、集中できないようならば、再び誦唱の速度を速め、リズムがもどった時だけ誦唱の速度を遅くするようにしてください。

　以上の瞑想がじょうずにできるようになったら、内心に響く音がさらに大きく深く響くようにして、音が全身を震わせていると想像力で感じ取るようにしてください。選んだ音の誦唱は、最初は速く行い、次に音が大きく響きわたるようにして、音の響きを実際に感じ取れるようになってから、響く音が小さく沈黙の中へと入っていくようにします。慣れるに従って、ひとつの音を唱えるのに一度の呼吸よりも長く内心で唱えられるようにします。内心の音が、丁度岸辺にうち寄せる波のように、寄せては返し、大きくなったり小さくなったりしながら響き続け、最後は次第に弱くなってまったく聞こえなくなるようにするのです。沈黙の時に、生じては消えていく種々の思いを観察するようにします。しかし決してそれらの思いの中に巻き込まれないように努めてください。もしもある思いに捕らわれてしまったら、再び選んだ音の誦唱を始めます。瞑想法の最後は、あなたの身近な人や知り合いの人たち、それにすべての生き物たちに向かって、良き思いを投げかけるようにして終わります。

　「瞑想法」は、「調気法」を実習した後で行うようにしてください。普通この種の「瞑想法」には15分間をかけますが、それがたとえ5分間だけでも、毎日行っていれば多大な恵みがもたらされるはずです。

瞑想の座位

　まず両足をV字形に伸ばして座る。続いて、右膝を折って右かかとを股間につける。次に、左膝を折って左足を右ふくらはぎの上に乗せる。両手も図のようにして両膝の上に乗せる。背筋をよく伸ばして座り、瞑想を始める。この姿勢を瞑想に必要な時間だけ保てないようなら、正座でも椅子に腰掛けてもかまわない。

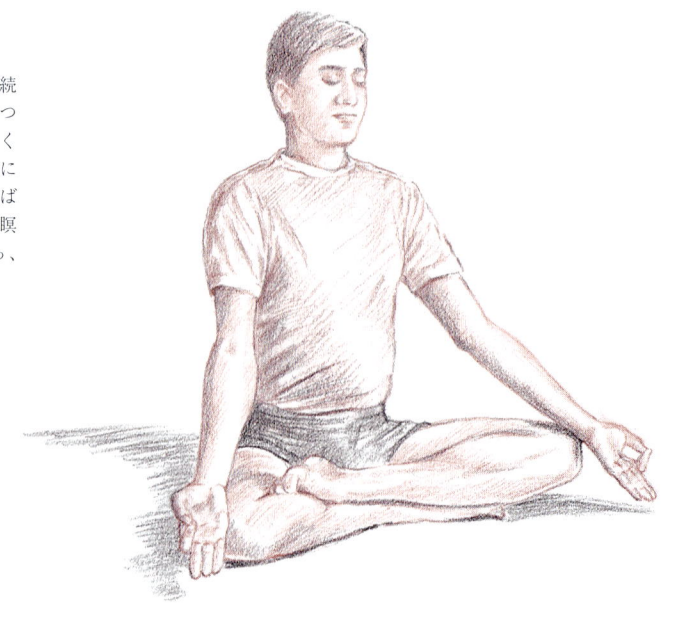

感情の調整法

　ある時三人の腹を空かせた乞食がいました。その中の一人は乞食椀に一杯の食べ物をもらうことができましたが、他の二人はそれぞれ乞食椀に半分ずつの食べ物をもらえただけでした。この二人のうちの一人の乞食は、自分が半分の食べ物しかもらえなかったことに憤慨しながら乞食椀の食べ物を食べていましたが、もう一人の乞食は食べ物にありつけたことに感謝して、喜んで乞食椀半分の食べ物を食べたのでした。このように、私たちがあることの良き面を見るか、悪しき面を強調して見るか、または乞食椀半分の食べ物しかないと見るか、半分もの食べ物があると見るかは、私たちの選択した考え方によって大きく違うということになります。

　私たちが、怒りの感情や嫌悪感、劣等感を心に抱くと、たちまちにして良くない考え方に陥って、そうした精神状態の中から、無慈悲な自己中心的な野望が、種々の行為はもちろん、生活の中にまで入り込んでくるようになります。これら良くない考え方は、健康はもちろん、身近にあるもろもろの事柄にも多大な被害を与えるようになって、誰かの役に立つことなどなくなります。そのような時に、この「感情の調整法」を実習することで、良くない心のあり方を良い方向へと変えることができるのです。

　この時に、2種類のヨーガの技法が使われます。その第1の技法が「内側から（インテンシブ）の技法」と呼ぶもので、この技法は意識的に良き考え方を心の中から呼び起こし、その思いを強くすることができます。こうした技法は、「ヨーガ・ニードラー」（P.59）と共に実習することができますし、聖歌を歌い、祈りを唱え、踊ることの中でも行うことができます。こうした感情を調整しようとする技法は、伝統的な宗教行事の中ではもちろん、現代の心理療法でも採用されています。

　日々の営みの中で、私たちはもうひとつの「外側から（エクステンシブ）の技法」も利用することができます。たとえば、怒りの感情とかパニックになる思いというものに特に注意して、2、3ヶ月のあいだそうした思いが出てこないように努力することです。その間、毎晩寝る前にその日1日の自分の行動を振り返り、自分がその日に犯した過ちを紙に書き出し、翌朝には決意を新たに1日を始めるのです。ヨーガ・セラピーを実習し始めた最初の頃は多くの失敗を犯し続けるでしょうが、そのうちに良くない思いを意識化できるようになってきます。こうした意識化は、良くない思いの力を弱め、やがては心の中に生じることすらなくなるようにもできるのです。

　これらの技法を使って、激情を和らげ、自分を傷つける思いを弱め、そうした良くない思いを、愛や慈悲や同情、そして、幸せな思いと入れ替わるようにさせます。そうすることで、良くない思いに支配されることもなくなり、それにつれて、感情を乱さずに、心の調和もとれるようになって、やがては非常に厳しい状況の中でも心の平静さと落ち着きを失わず、そうした状況をじょうずに乗り切れるようになるのです。

回想と無心さ

　瞑想中に体験した心の安らかさを常に保ち続けるようにします。日中に活動している時でもこの安らぎの体験を回想し直せるようになることが大切です。何か非常に困難な問題にぶつかった場合、すぐにこの瞑想中の安らぎの体験を思い出すようにします。そうすることで、その困難な問題を冷静に観察することが可能になり、次に何をしたらよいのかが見えてくるようになります。その時さらに余裕があるなら、次の手を考えるよりも、回想した"無心さに浸る"ようにすることが大切です。

食養生と生活習慣

　私たちが真の健康や幸せを見つけ出そうとするなら、健康や幸せを増進させるための食養生や生活習慣を身につけなければなりません。ヨーガ行者は"真実の自分自身"を見い出すために努力しています。この「食養生」（ヨーギック・ダイエット）も、ヨーガ行者の真我の発見に役立つ手段でした。というのも、食べ物は人間の心身に大きな影響を与えることを、ヨーガ行者たちは知っていたからで、適切な食養生と生活習慣が実践されなければ、自分の心を制御できるはずもないことを、よく理解していたからです。

　ヨーガ行者たちは、意識化を最高の段階にまで高めるために、口にする食べ物を3種類に分類しました。まず善性優位（サトヴィック）の食品。これらの食品は最も人間の健やかさを高めてくれるもので、非常に調和のとれた形で全身に生命力や活力をわき上がらせる食べ物です。次に、動性優位（ラジャシック）の食品は、肉体を活動的にさせ、激情を爆発させる食品です。最後に暗性優位（タマシック）の食品は不純な食品とされ、人間の心身の健やかさを害して、人の持つ力を消耗させます。一般的に暗性優位な食品とは、新鮮でない食品や嫌な味の食品、すぐに腐敗するような食品、悪臭を放っている食品などです。手が加えられ過ぎていたり、工場などで加工された食品は、現代における暗性優位の食物です。それら暗性優位の食品の中には、アルコールやコーヒーなど、依存を引き起こす食品も含まれます。これら暗性優位の食品は、口にする者の感覚を鈍らせ、怠惰にさせ、眠気を誘って物事をはっきりと考えられなくさせるのです。動性優位の食品は、スパイスの利きすぎた食べ物であるとか、酸っぱすぎたり、苦すぎたり、舌を過度に刺激する物や、焼きすぎた食品などです。高濃度にタンパク質の凝縮された食品、動物の肉、魚肉、卵なども動性優位の食品です。以上の食品は、肉体を極めて活動的にさせると同時に、過度に攻撃的にさせたり、落ち着かなくさせたりします。善性優位の食品とは、新鮮な食べ物で、香りもよく、良い味をしている最も純粋な食品です。そうした食品は、新鮮な野菜とか果物や穀物、その日のうちに生産される食品やナッツ類、果物の種子類など、添加物や農薬に汚染されずに自然に育てられた食品です。これらの食品ははっきりとした思考を可能にし、知性を高度に働かせ、物事の決断や、熟考を重ねることも助けてくれます。また、善性優位の食品群は、私たちの生きる力や健康を増進させ、愉快でしかも爽快な気分にさせ、心を鎮め落ち着かせます。

　ヨーガを実習する時は、できるだけ動性優位と暗性優位の食品を避け、善性優位の食品を摂るようにしなければいけません。それと同時に、口にする食品の数を少なくするようにしてください。その時、私たちが幸福感を感じるのは、美味しい食べ物を口にするからではないことを、しっかりと確認してください。私たちが食欲を制限しても、心の静けさや幸福感を失うことがないようにすることは、「アーサナ」や「調気法」、「瞑想法」と共に、ヨーガを実習する上で極めて重要なことです。ヨーガを実習する際に、バランスのとれた食品を口にし、偏った食べ物に固執しない食生活を送るように努めます。そうした食生活を勧めるのも、中庸ということも身につけるようにするためです。

　最初の段階では、口にする食品の数を減らすだけでなく、食事の量や回数も減らしてみてください。ヨーガを実習し始めた最初の2、3週間は間食は控えて、コーヒーやお茶、ソフトドリンクなどからだを刺激する飲み物もできるだけ控えてください。そして、1日3回だけ（または2回）食事を摂るようにしてみるのです。最初のうちは、頭痛やむかつきがあり、集中力を欠いた感じがするかもしれません。こうした感じがするのは、

私たちのからだの細胞中に溜まっていた不純物が排泄されるようになったからだと思われます。しかしここで注意するのは、決して急に食事量を減らしすぎないことです。もしもめまいがしたり、疲労感やイライラした気分になるようなら、低血糖症を起こしているかもしれません。そのような時は医者の診断を待つあいだ、もとの食事内容にもどしてもかまいません。また、低血糖症を起こしているとしたら、日中でも数回に分けて少量の食べ物を口にすることが大切です。

　食事に関しては、食事内容もさることながら、いかに食べるかという食事作法も重要視されます。ヨーガにおいては、食事自体が神聖な行為であると見なされているからです。食事を摂る時は、心を静めて喜びを感じながら摂るようにします。並べられた食物に注意を向け、口にした食べ物をからだがしっかりと消化できるように、緊張したり心を乱した状態で食事に臨むようなことは避けることが大切です。テレビを観たり読書をしながらの食事は控えて、軽いおしゃべりをしたり、静かに味を楽しみながらの食事が望ましいわけです。そのうち、正しい食事作法に多くの利点があるのに気づき、消化に関する小さな問題も解消していくのが分かってくると思います。

　こうした食に関する教えは、日常生活の他の面にも当てはめることができます。私たちは生活自体をよく統制のとれた落ち着いたものにさせなければなりません。自分の生活環境を清潔で快適なものにし、簡素な生活を送り、ヨーガの教えを服装など生活のあらゆる面にも生かすように心がけることが大切です。こうして私たち自身はもちろん、他の人々の気づきや感性をも豊かなものにする生活を送れるようになるのです。

　生活をしていく上での"何をした方がよい""何はしない方がよい"という信条を決めておくことが大切です。この信条については、それに則って生活することで、快適さを感じ、自分の内側で葛藤の生じることがないようにすることです。ヨーガ行者たちは、昔から"しない方がよい（ヤーマ、禁戒）"という信条を決めていました。こうした信条の中には、たとえばガンディー翁によって有名になった、「暴力を振るわない（アヒンサー）」という信条や、嘘や盗みを働かない、性生活に耽りすぎない、貪らないといった信条も含まれています。しかし、これらのヨーガ行者の生活信条は、一般の生活には合わない面があるかもしれません。その場合には、私たち自身の生活に合わせた信条を自分で決めればよいのです。自分自身にとってはもちろん、他の人々にとっても恵みとなるような行為の数々を行うように努めることも大切です。"した方がよい（ニヤーマ、勧戒）"には、生活全般において清浄であるように努めること、知足に生きること、努力を怠らぬこと、聖典を学んで自己分析と内省を行うこと、神様を大切に信仰することといった信条が含まれています。これらのヨーガ行者の信条をそのまま受け入れるのはむずかしいかもしれませんが、自分のしたいことを内心で感じ、それを実行していけばよいのです。その時に大切なのは、自分の意識の品性を高めるように努力して、高尚な意識をもろもろの行為の中に生かしていくことです。最初は困難に感じるかもしれませんが、熱心に努力し続けることで、自分の努力に基づいた結果にもたらされた秘訣をのみ込めるようになるはずです。そして、自分のまわりの人々や出来事とうまく調和しながら生きていける術も理解できるようになるはずです。

　あなたの視野をより広くしようとするなら、忍耐力を強め、感性を豊かに育て、心の中で同情の念を常に感じるようにして、他の人々と交わるようにすればよいのです。こうして周囲の人々とうまく調和して生きていけるようになれば、私たちの生活自体が喜びに満ちたものへと自ずと変わっていくはずです。

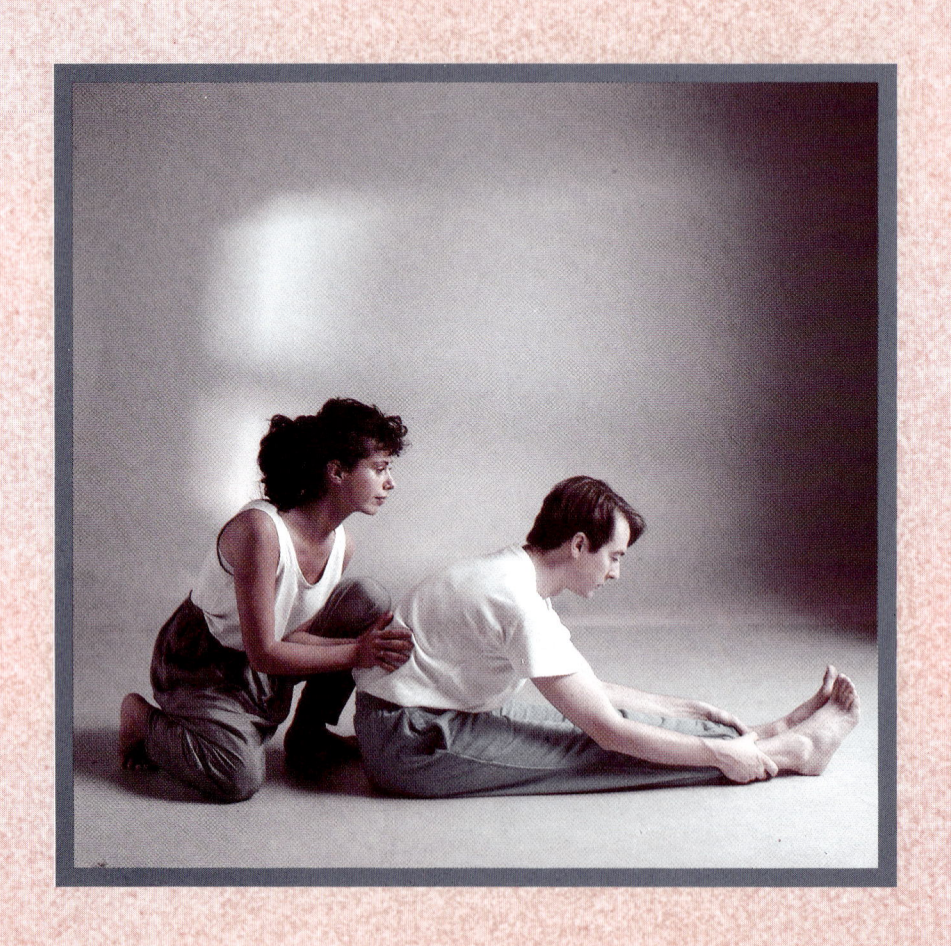

いろいろな疾患とヨーガ療法

　各種疾患は、機能性疾患と器質性疾患の2種類に分類できます。機能性疾患とは、たとえば自律神経失調症など、肉体の機能が阻害されているが肉体には異常がみられない疾患で、ストレスからくる疾患などがあげられます。こうした疾患の場合は、だいたいにおいてヨーガ療法によって快方に向かわせることができます。器質性疾患とは、肉体そのものに構造上の欠陥が認められる場合を意味し、たとえば感染症などはこの器質性疾患のひとつですが、この場合は治療可能です。しかし、心臓の組織に欠陥がある場合などは、治療が難しいと言えます。こうした器質性疾患も、その発生が心理的な要因が強い場合には、ヨーガ療法がかなり良い治療効果をあげることができます。

　ヨーガ療法は、人間存在のいろいろな次元における、器質性疾患への対処を手助けし、生活の質をも高めてくれます。また、一生のあいだに恵まれるであろう多くのものも約束してくれます。特に「基礎訓練」(P.16〜43)の章で解説した、各種ヨーガ療法技法は、病気の各種症状を緩和させ、投与される薬の量を減らす手だてとなります。また、健康を謳歌して生きられるようにもさせてくれます。

　ただし、疾患に対処しようとする場合、各症状に応じて、ヨーガ療法の「基礎訓練」の各種技法を修正する必要があります。ある特定の疾患に、ある特定のヨーガ技法が効果的だとしても、別の技法は避けた方がよいこともあるからです。ですから、自分にとって最適なプログラムを組み立てるためには、まず自分の病状に合った症状が書かれているプログラムの内容をしっかりと読んでください。本書に記されている疾患に自分の病状が適合しているならば、"お勧めの実技内容"の項目の中で、どの「基礎訓練」を特に実習すべきか、どのヨーガ療法技法は"避けるべき"かを理解しておかなければなりません。また、本章に記されている「各種疾患とヨーガ療法」の項の最後には、"追加の実技内容"と記された項があり、そこには「基礎訓練」に追加して実習した方がよい、特別な技法が書かれているので、それも参考にしてください。さらに、"お勧めの実技内容"の説明を読んで必要だと感じたら、前述の「基礎訓練」の説明されているページを再読してください。その上で、避けるべきすべての技法をカットし、追加すべき技法を適当な順番の箇所に入れるようにして、自分に最適のヨーガ療法プログラムを決めてください。こうしたプログラム内容の決定にしっかりと時間をかけ、特によく実習すべき技法を決めて、それらを日々の実習の中に必ず入れるようにしてください。また、いくつかの疾患を併せ持つ場合は、それらの疾患に"避けるべき"だと助言されているすべてのヨーガ療法技法をカットするようにして、19ページの図上に記された技法のすべてと、追加されるべき技法だけを実習してください。こうして決定した日々のヨーガ療法プログラムをじょうずに実習できるようになったら、必要に応じて他のヨーガ療法関連書の助言を参考にするか、または経験の深いヨーガ療法士の助言も受けるようにしてください。日々のヨーガ療法プログラムの内容を変える時には、必ず専門家の助言を得て、その決定が正しいかどうか判断してください。

全身性疾患

　人間は今日まで、人間を苦しませてきた多くの病気を撲滅してきました。しかしそれらの病気の代わりに、この変化の激しい社会の中で、ストレスからくる多くの別の疾患を生じさせたと言えるのではないかと思います。私たちは、肉体上に現れる心の緊張感について語ることがよくあります。現代社会の中では、ストレスは多くの疾患の病状の改善をじゃまするばかりか、さらに悪化させる原因にもなります。私たちの感情や精神が肉体の健康と密接に関係することは、間違いありません。

　筋肉や関節や靱帯は、心の状態に非常に影響を受けやすい構造になっています。ストレスによって筋肉が緊張させられ続けると、時として痙攣が生じることもあります。それがひいては肉体のエネルギーを消耗させ、疲労感を生じ、肉体全体や特定の部位に痛みを生じさせたりもするのです。ストレスはまた、私たちの心の緊張感を高めるので、不眠症や各種の摂食障害を引き起こす原因にもなりますし、免疫系の働きを乱して、たとえばリウマチなど各種の免疫不全の疾患にもかかりやすくさせます。

　ヨーガ療法の各種技法は、それら疾患の症状を改善し、病気が慢性化するのを防ぎます。もしもあなたが、自分はストレス過多の状態にあると感じているならば、本書のストレスの項目によるヨーガ療法プログラム（P.53～55）を実習してみてください。

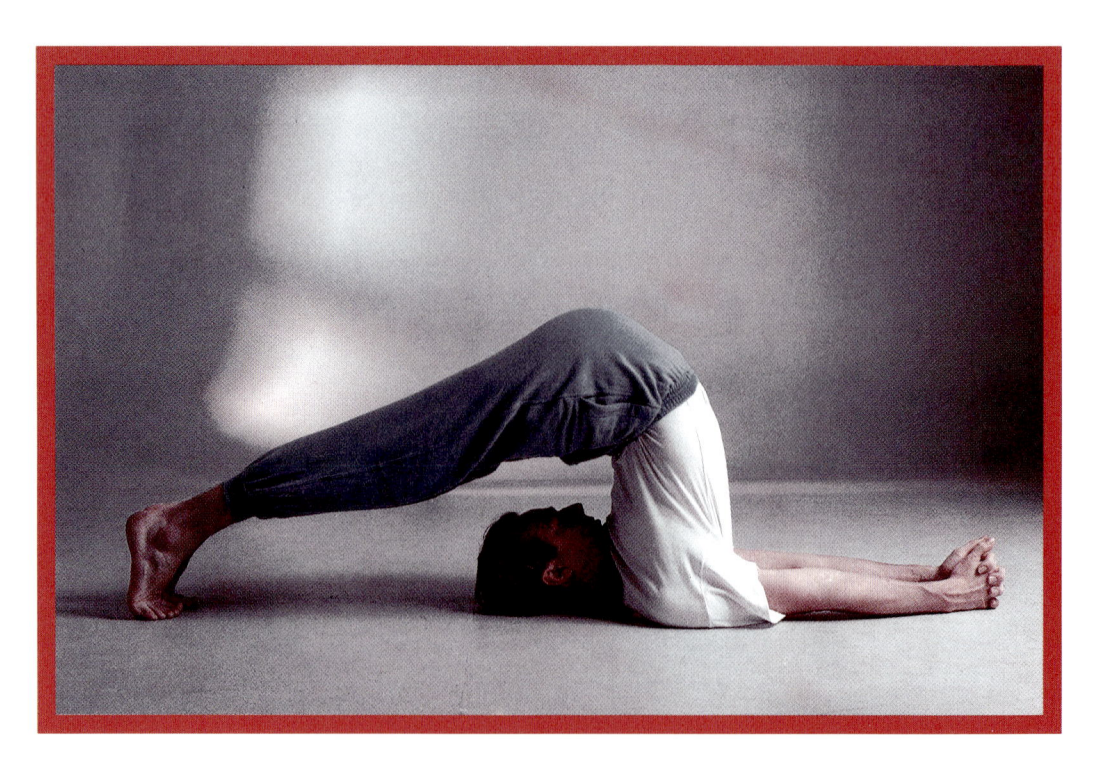

スキのポーズ

腰痛

　二足歩行は、人間の偉大な進歩のひとつといえます。そして、この二足歩行のために、私たちの背骨を支える強力な背筋群が部分的に収縮して、この直立の姿勢を長く保てるようになっています。しかし、そのために背筋群は常に緊張状態にあり、痙攣を引き起こしやすい状態にあります。そのため人間には腰痛が起きやすいのです。

　脊椎すべり症をはじめ、炎症や感染症においても腰痛が生じるので、こうした場合は専門家によく相談して実習していく必要があります。腰痛の原因がストレスであったり、背中の損傷である場合には、腰部に生じている緊張を意識化して、その部分を弛緩させることは、腰痛解消のために役立つはずです。腰痛患者の場合は、「基礎訓練」の技法を実習し、2週間以上たってから、からだの横倒しや後屈を実習してください。からだの前屈は、少なくとも1ヶ月経ってから実習し始めてください。ひどい痛みを伴う腰痛の場合、痛みを感じない動きだけを行い、緊張感がなくなるにしたがって、他の動きを加えるようにします。首に痛みを感じる場合は、「肩逆立ちのポーズ」（P.31）や「スキのポーズ」、「魚のポーズ」（P.32）は避けてください。また、腰部が痛む場合は、「胎児の運動」以外の「強いほぐし運動」（P.22～23）や、「太陽礼拝のポーズ」（P.24～25）は避けて、からだの前屈も注意して行ってください。背骨に問題がある場合は、からだのねじりは避けるか、注意して行ってください。

　その後は、腰の痛みを散らす実習をしてください。腰を伸ばす時に痛みを感じるようなら、すなわち、姿勢を保っているあいだ、息を吐く度に痛みがまわりの空間へ放たれていくのを想像するのです。

<基礎訓練より>

・お勧めの実習内容：猫のストレッチ、からだのねじり、胎児の運動、コブラのポーズ、バッタのポーズ、座位・ねじりのポーズ、片鼻調気法、瞑想法、感情の調整法

<各種疾患とヨーガ療法より>

・追加の技法：腹部の施錠法（P.74）、仰臥位・ねじりのポーズ（下図）

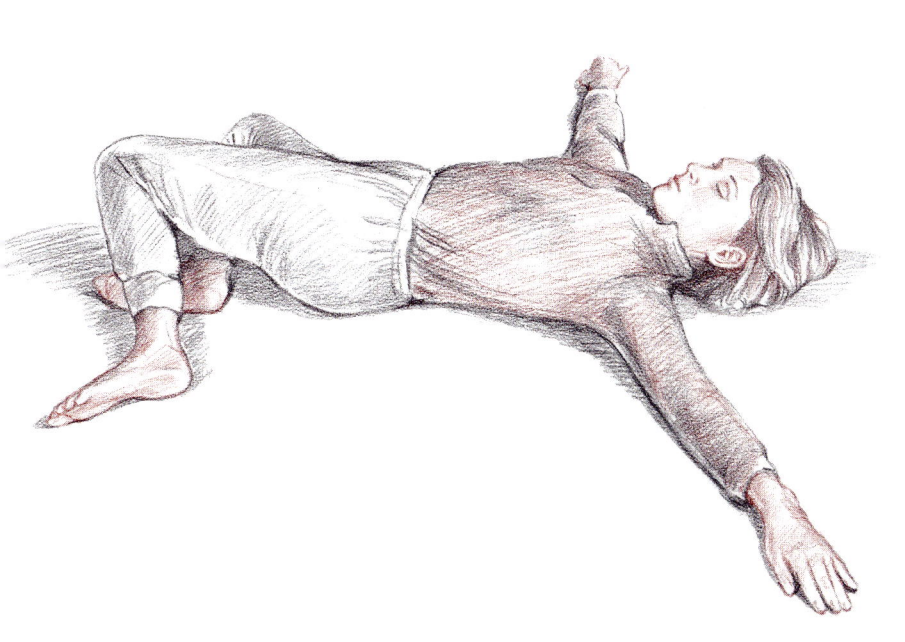

仰臥位・ねじりのポーズ

　仰向けになり、両膝を立てて両足のかかとを尻につけるようにする。両腕はからだの真横に伸ばして広げる。大きく息を吸い、吐きながら両膝を右側の床につくように倒していく。痛みを感じるようならば、両膝を倒すのは適当なところまでにしておく。息を吸いながら両膝を立て、次いで吐きながら反対側の床に向けて倒していく。以上のように、呼吸と連動させながら両膝を左右の床に5、6回倒す。最後に、息を吸いながら両膝を立て、ここで息を吐きながら両足を元の状態にもどす。このヨーガ療法は「片脚上げ」（P.21）の後に実習するようにする。

<注意>

・月経期間中の女性は実習しないこと。

リウマチと各種関節炎

　各種の関節とそこを補強している軟部組織は、骨格系の中で最も壊れやすい部分です。これら関節と軟部組織とは、運動や体重の衝撃が骨にかかるのを吸収して、関節の動きをなめらかにする役割を果たしています。歳をとると、これらの関節がすり減り、一般的にリウマチや関節炎として知られる、関節の疾患が生じやすくなります。

　これら関節の疾患は、3種類に分類されます。1番目は、ストレスに起因する慢性関節リウマチです。2番目は、老化による変形性関節症や、関節に痛みが生じる疾患です。3番目は、脊椎が竹状に変形する、強直性脊椎炎です。

　ストレス関連の慢性関節リウマチなどは、以下に示す、筋肉を弛緩させ、呼吸を静め、心の働きも静める3種の方法によって、症状を改善させることができます。慢性関節リウマチなどは、自己免疫の異常によって筋肉や関節に痛みや慢性疲労や炎症が生じるので、これらの技法は非常に有効です。ですから、まず「瞑想法」で心の働きを静め、固まった関節をよく曲げ伸ばしてほぐします。また、からだを浄化し、抗炎症薬の量を減らせます。

　リウマチは治るのに長い時間が必要です。時として、関節のまわりの腱や筋肉が脆弱になったり痛みが生じてくる場合があり、やがてはその不快感のために、不眠症になったり、抑うつ感情が強くなります。ヨーガ療法はこうした症状を緩和するのに非常に効果的です。しかし、ヨーガ療法の実習が不可能なほど体調が悪い場合、治療効果を上げるには、少なくとも半年以上にわたって毎日実技を実習しなければなりません。

　2番目の、老化による関節疾患も、長年のストレスによってその症状が悪化してきます。しかしその根本原因は、関節を酷使し、長期にわたって無理を強いた結果、関節は動きにくくなって硬化し、痛みも生じてくるのです。スポーツ選手の場合も同様です。しかしこうした場合でも、ヨーガ療法は関節部分の血行をよくし、その部分に蓄積している老廃物を取り除きますので、関節をもう一度柔らかく動かせるようにしてくれるのです。

　変形性関節症は、膝関節や股関節、脊椎関節など重みに対してクッションの役を果たす関節に多発します。膝に痛みを感じる場合は、「片脚上げ」(P.21)を行い、股関節が痛む時には「胎児の運動」(P.23)を行います。関節痛の場合、全身に影響してくるので、リラクゼーションの各種技法や瞑想法、それに関節の動きをほぐしていくことで、その症状を緩和させることができます。

　ここで第3の疾患として上げている、強直性脊椎炎や遺伝性の炎症疾患のように、脊椎骨同士が直接に擦れあってしまうような場合、その部分の関節の硬化によって痛みが生じてきます。ヨーガ療法は動かしにくくなったこうした関節を柔らかくし、可動域を広げてくれます。ですから、重い痛みを感じたとしても、前曲げの動きなどをすぐに止める必要はありませんが、無理な動きをして、痛みをひどくさせることだけは注意してください。

　関節の不調に対しては、「基礎訓練」を無理せずに実習します。関節が腫れている場合は、無理に関節を動かさないでください。アーサナを実習する時もゆっくりとリラックスしながら行い、痛みが出ることを避けてください。「ゆるいほぐし運動」(P.49〜51)の動きに集中しながら、固くなった関節を少しでも動かすようにして、さらに日常生活においてもヨーガ的な生活習慣(P.42〜43)を守るように努めるのです。

＜基礎訓練より＞
・お勧めの実習内容：速い腹式調気法、瞑想法、感情の調整法

＜各種疾患とヨーガ療法より＞
・追加の実習内容：ゆるいほぐし運動（P.49〜51）

全身性疾患

ゆるいほぐし運動

首や肩が緊張で固くなると、姿勢が悪くなるし、その他にも頭痛や五十肩の原因になって、痛みを生じたり種々の疾患が関節部分に生じてきます。以下に図示した首の運動は、こうした筋肉のこりを取り去ってくれます。特に次ページに示した種々の動きは、からだの各部分の関節の動きをよくしてくれます。まず背筋をよく伸ばして床の上か椅子に座り、両眼は閉じて両肩の力も抜きます。この動きは「強いほぐし運動」(P.22〜23)の代わりに行います。

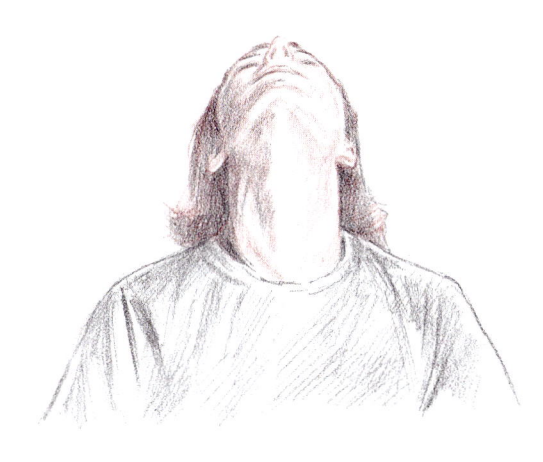

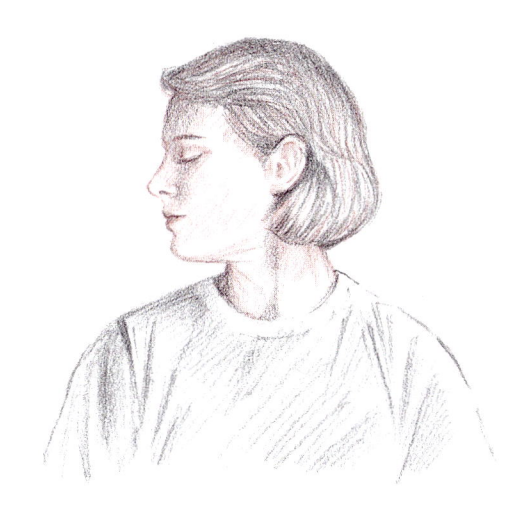

首の横向き運動

あごを引き、ゆっくりと顔を左に向けていく。この時に無理に左に向けすぎないこと。向き終わったままの状態で2、3秒間顔を静止させ、再びゆっくりと同じ速さで右に向けていく。顔を右に向けた状態でしばらく保った後に、顔を正面にもどす。以上の動きを1、2分かけてゆっくりと行い、都合3回行ってから次の「首の前後曲げ運動」に移る。

首の前後曲げ運動

顔を正面に向けて、次いで頭を前に倒してあごが胸につくように首を曲げる。次に、あごは手前に引くようにしたままで、頭をうしろに倒していく。この首の前後曲げに10秒間ほどかけてゆっくりと5回くりかえす。その後、「首の横倒しと肩の上下運動」に移る。

首の横倒しと肩の上下運動

まず頭を前に倒し、次いで右耳が右肩につくところまで首を右に倒す。次に首を元の真っ直ぐな位置にもどし、続いて左耳が左肩につくように首を左に倒す。次に首を左に倒したままで中央にくるまで首をまわし、首がからだの正面まできたら、続いて右に向けて首をまわしていく。以上を首の右まわしの1ラウンドとし、都合5ラウンド行ってから左まわしも5ラウンド行う。続けて片方の肩を5回ずつ上げ下げし、次に両肩を5回上げ下げする。その後、次ページの運動に移る。

1　こぶしの開閉運動

まず背筋を伸ばして座りやすい姿勢で床の上か椅子に座り、左手で右手首を支えるようにしておく。続いて、右手のひらで親指を握り込むようにして、5回こぶしの開閉運動をくりかえす。次に、手を代えて左手のひらでもこのこぶしの開閉運動を行う。その後2の運動に移る。

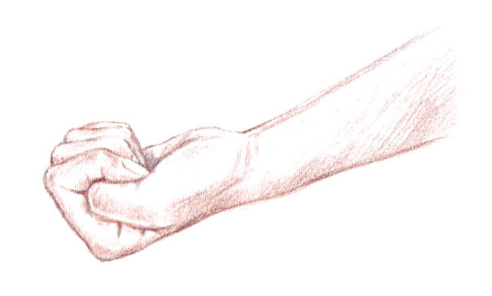

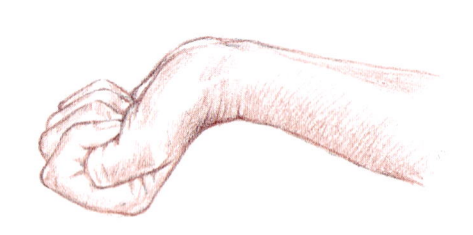

2　手首まわし

まず右腕を左手で支えておく。次に、右手で親指を握り込むようにして、軽く握りこぶしをつくる。続いてこの右手首を右まわしに7、8回、左まわしにも同じ回数まわす。左手首も同じようにして左右にまわす。次いで両腕をからだの前に伸ばして両手でこぶしをつくり、同時に同じ方向にまわしてこの運動を終える。次に、3の運動に移る。

3　手首の上下運動

これまでのようにして座り、右前腕を左手で支え、右手の指をよく伸ばして図のように手首を立てる。この状態から右手のひら全体を7、8回上下に動かす。左手のひらも同様にして上下に動かし4の運動に移る。

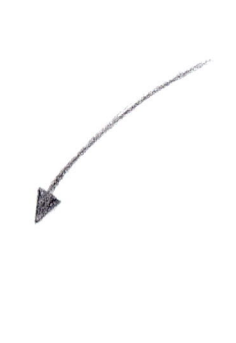

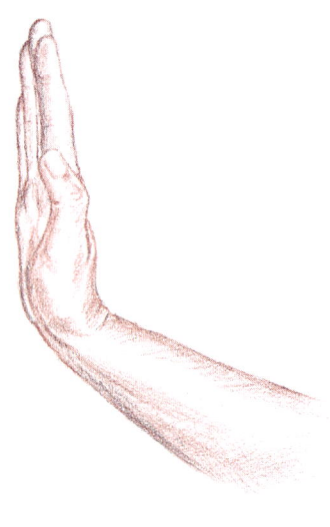

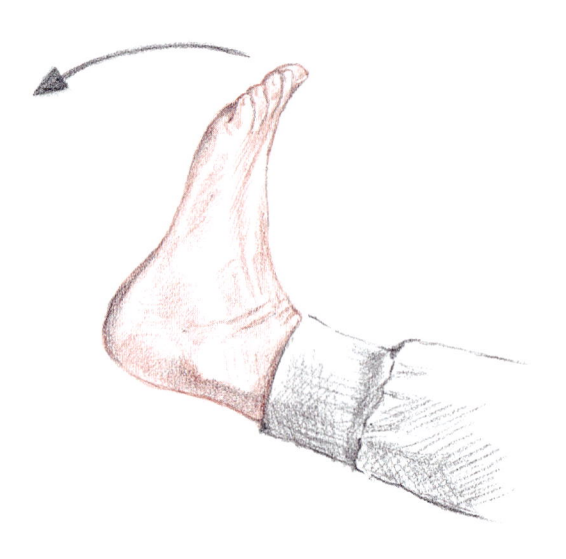

4　つま先の運動

椅子に座り、6図のように両手で右ももを支えて右脚を上げる。右足首の力を抜いてつま先を上下に動かす。つま先を上げる時はできるだけからだの方に近づけるようにし、下げる時はからだから離すようにする。左足先でも同じ運動をして、次の5の運動に移る。

全身性疾患

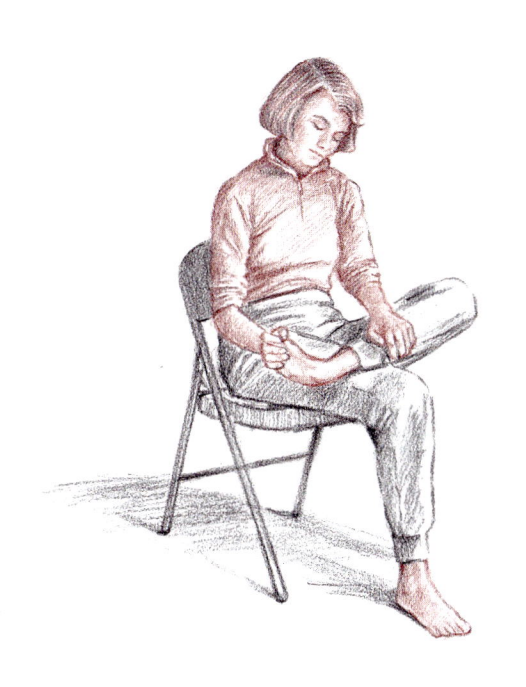

5　足首まわし
　図のようにして椅子に座り、右膝の上に左足首を乗せる。左手で左足を握って固定し、右手で左つま先を握って足首がよくまわせるようにする。左足首を右まわしで5回、左まわしで5回まわす。この運動をしているあいだは足の他の部分の力は抜いておく。足を組み替えて、右足首もまわす。その後、6の運動に移る。

6　膝の曲げ伸ばし
　図のように椅子に座り、右ももを両手で支える。右膝下全体を上にあげて足全体が真っ直ぐになるように右膝を伸す。右膝を折って元の位置にもどす。この運動を7、8回くりかえす。左足でも同じ運動をくりかえす。次いで7の運動に移る。

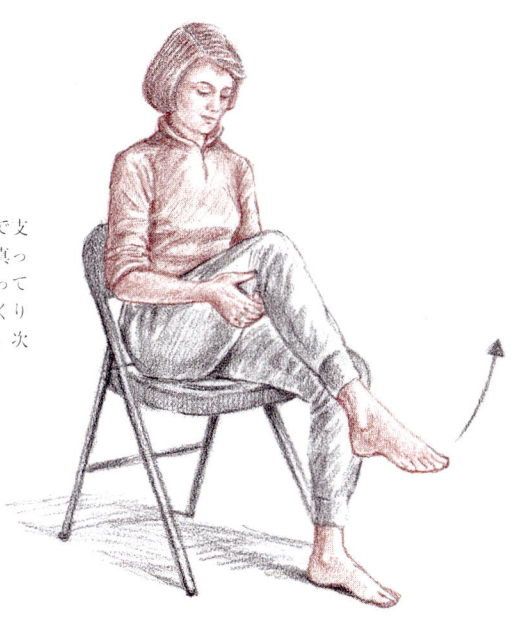

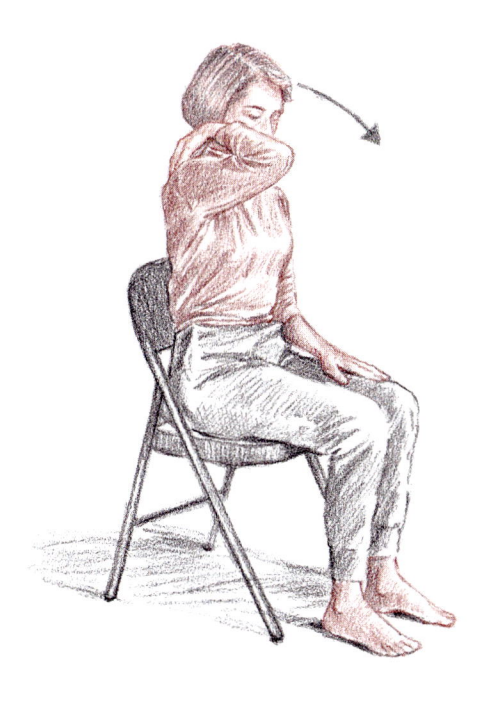

7　肘の曲げ伸ばし
　図のように椅子に座り、右腕をからだの前に伸ばして肩の高さにまで上げる。次いで、右肘を曲げて右手先が右肩に触れるようにする。曲げた右肘を元にもどして右腕全体をよく伸ばす。この時に右上腕部はあまり動かないようにする。この運動を7、8回くりかえしてから、左腕でも同じ運動を行う。

51

腹壁ヘルニア

　腹部には重要な内臓が収められていて、筋肉で守られています。腹壁ヘルニアとは、腹部の筋肉群が弱化し、腸壁に裂孔が生じてそこから内臓の一部がからだの外に向けて出てきてしまう症状を言います。

　こうした腹部筋肉の弱化は、生まれつきの場合や、手術の後遺症、運動不足でも起こります。手術後に傷を縫い合わせた部分はここで言う脆弱な部分にあたります。運動不足は筋肉を弱め、皮下脂肪も腹部に負荷をかけて弱くさせます。腹部の筋肉が脆弱になっているところに、重い物を持ち上げたり、長期にせき込んだり、便秘したりすると、腹壁に裂孔が生じ、ヘルニアが発症することがあります。

　ヨーガ療法では腹壁ヘルニアは治せません。腹壁の裂孔は、手術により治すしかないのです。しかしヨーガ療法は、腹部の筋肉を強化し、皮下脂肪を減らす助けをすることで、ヘルニアの再発予防に貢献できます。また、腹部の手術後にヘルニアにならない助けにもなります。

　ヘルニアの手術後は、2週間後から実技の実習を始めてください。他の開腹手術の場合は、それ以上の余裕をもって実習を開始してください。そのときは、医師や、経験を積んだヨーガ療法士に相談してください。この時まず「片脚上げ」（P.21）から実習し、脚を上げる角度は最大で60度までにして、回数も20回以下にしてください。腹部を無理に緊張させないことが大切です。

＜注意＞
・腹部の開腹手術後は、実習を開始する前に、必ず主治医と相談してください。

＜基礎訓練より＞
・お勧めの実習内容：胎児の運動、半肩逆立ちのポーズ、部分調気法、速い腹式調気法
・禁忌：両脚上げ、駆け足、からだの前後曲げ、からだの横曲げ、からだのねじり、太陽礼拝のポーズ、スキのポーズ、ラクダのポーズ。

＜各種疾患とヨーガ療法より＞
・追加の実習内容：下図に示した上体上げ、腹部の施錠法（P.74）、腹部のポンピング（P.76）

上体上げ
　両脚をそろえて仰向けになる。息を吐きながら図のように頭と両肩と両腕とを床から浮かす。この姿勢を数秒間保った後、息を吐きながらからだを元にもどし、力を抜く。以上の動きを20回くりかえす。しかし、腹部や首に痛みを感じるなら、この運動をしてはならない。あるいは少しだけからだを床から浮かすようにして実習を始め、少しずつ時間をかけて図のような姿勢が保てるようにする。この運動は「片脚上げ」の後に行うようにするとよい。

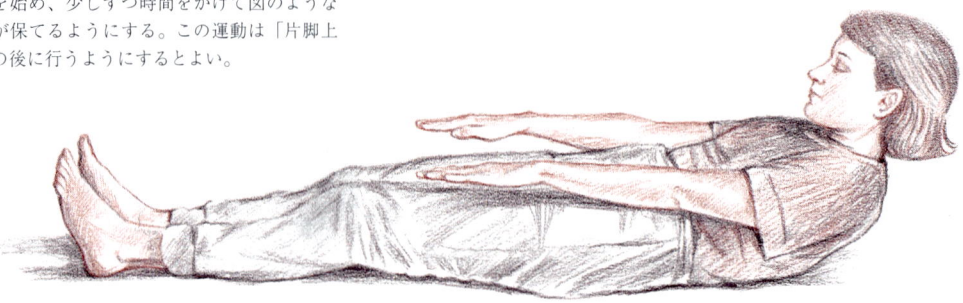

時差ボケ

　長距離を一気に移動すると、からだに色々な症状があらわれてきます。大幅な時差を生じる旅行になると、1日24時間で設定されていた体内時計を"設定し直し"て、時間調整したり、不慣れな状況にうまく対処できるようにしなければならなくなります。旅行先では、騒音に悩まされたり、慌ただしく動き回るだけでなく、気候も生活習慣も大きく変わります。しかし、簡単なヨーガ療法技法を行うことで、これらのストレスの影響をかなりの程度軽減させることができます。

　長時間の旅行時にあっても、そこに生じる緊張感や疲労感をよく意識化し、酒や喫煙、読書や映画鑑賞で意識化を鈍らせてはいけません。こうした緊張感や疲労感をただ単に意識化するだけでも緊張の度合いを弱めることができます。さらに、ゆっくりとした呼吸をするように努め、もしも可能ならば「QRT」や「瞑想法」を行います。また、24時間前からすでに到着地の時間帯に合わせて生活を始めてみるのもよいでしょう。

　また、到着したらすぐに活動を始めずに、少なくとも24時間の時間的な余裕をもっておくことも大切です。就寝する前には、散歩をするとか、ヨーガ療法を実習するとよいでしょう。しかし、そうしたことができないほど疲れている場合は、たとえば「サイクリック・メディテーション」（P.54～55）を実習し、からだに力がもどってきたら、本書の「基礎訓練」のプログラムを実習してみましょう。

ストレス

　ストレス反応は、何か不可解なことに遭遇したり、恐れを抱いた時などに生体に生じる自然な反応です。この現代社会において、私たちにストレス反応を生じさせる事々はとても処理しかねる事柄ばかりで、からだに生じたストレス反応は、発散できないまま蓄積され続けるのです。

　慢性化したストレスは、現代人の胸元に突きつけられた難問であると言えます。これらのストレスは、蓄積され、ひとつの緊張感がさらに緊張感を生み出し、ついには慢性的なストレス過多の状況に陥ります。そして、蓄積されたストレスは、肉体や精神の疾患となってあらわれてきます。

　ヨーガ療法は、こうしたストレスによる悪循環の輪から私たちを救い出してくれます。世間ではリラクゼーション技法が数多く開発されていますが、それらがヨーガ療法程に効果を期待できないのは、意識化が組み込まれていないためです。次ページの「サイクリック・メディテーション」（P.54～55）は、肉体に対して刺激と弛緩をくりかえし行うことで、心においてもそうした刺激と弛緩を意識化することになり、自然に心の働きを静め、さらに深い意識の次元でリラックスできるようになります。

　時間がとれるようなら、毎日この実技を実習してください。併せて「基礎訓練」も行ってください。また、仕事から生じるストレスを処理する際に、別のストレスが生じるという悪循環が起きるようなら、「IRT」（P.23）と「QRT」（P.37）を行うことでその悪循環を断ち切れるはずです。「サイクリック・メディテーション」のすべてのプログラムを行えない時は、立位と座位の部分を一日交代で行ってもかまいません。

　こうした技法を実習すると共に、ヨーガ的な生活習慣（P.42）を身につけていれば、私たちはいつも心穏やかに暮らすことができます。たとえ重大な試練に遭遇しても、殺気立つということもなく、その出来事に対処できます。私たちの生活習慣はよりホリスティックなものになり、穏やかで調和に満ち、しかも能率的な生活を送れるようになります。

サイクリック・メディテーション

　ここで使われている技法は、すべて「基礎訓練」における技法が使われていますが、この「サイクリック・メディテーション」では特別な順序でそれらの技法が行われ、実習する際の意識状態も特別に指定されています。「サイクリック・メディテーション」は「基礎訓練」の代わりに行えるし、「瞑想法」の実習としても行うことができます。ただし、ゆっくりと行う必要があり、「DRT」も20分間にわたって行います。「サイクリック・メディテーション」は静かな室内で実習することが望ましく、夕食を摂る前の時間が理想的です。他の時間帯に実習するとしたら、軽食後なら30分以降に、重い食事なら食後90分以降に行ってください。決して各技法の順序を変えてはいけません。実習中は最初から最後まで眼を閉じて行います。

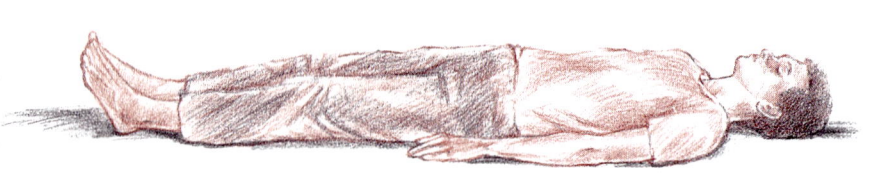

1　インスタント・リラクゼーション・テクニック（IRT）

　両脚をそろえ、両腕はからだにつけて横になる。「IRT」（P.23）のように、全身の筋肉を順次緊張させてから全身をリラックスさせる。約2分間で「IRT」を終了するようにする。その後、全身の動きを意識化しながら左半身を下にし、両眼は閉じたままゆっくりと起きあがり、次の2の運動に移る。

2　立位・体側伸ばし

　両眼を閉じたまま床の上に立つ。次に「立位・体側伸ばし」（P.27）をゆっくりと行う。この時に、伸ばされている方の体側と、曲げられている方の体側とを比較して意識化し、脚に触れている手の感覚をよく意識化するようにする。また、下げられている腕の血流の変化を意識化し、この「立位・体側伸ばし」を終えた後のからだの変化と呼吸の変化もよく意識化するようにする。その後「立位・前屈のポーズ」に移る。

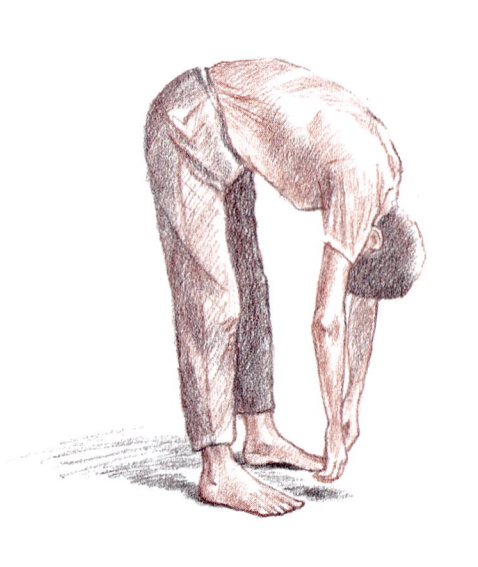

3　立位・前屈のポーズ

　「立位・前屈のポーズ」（P.27）のように、ゆっくりと上体を前に倒していく。この時にからだの各部分に感じる感覚を意識化し、さらに前に上体を倒した時の頭部の血圧の変化や、背中から両脚の裏全体の筋肉の伸び具合を意識化する。前屈のままでリラックスしながら最低2分間は姿勢を保ち、その後ゆっくりと上体を起こしながら頭部の血圧が引いていくのを意識する。この変化をしばらく感じた後に、「立位・後屈のポーズ」に移る。

全身性疾患

4　立位・後屈のポーズ
　床に立ち、「立位・後屈のポーズ」（P.28）を行う。めまいや不快感を感じなければ、2分間はこの姿勢を保つようにする。そのあいだにからだ前面の筋肉がよく伸びているのを意識する。その後に姿勢をゆっくりと元にもどしながら、神経の働きの変化などを意識化する。続いて両眼を閉じたままからだを床に横たえ「クイック・リラクゼーション・テクニック（QRT）」を行う。

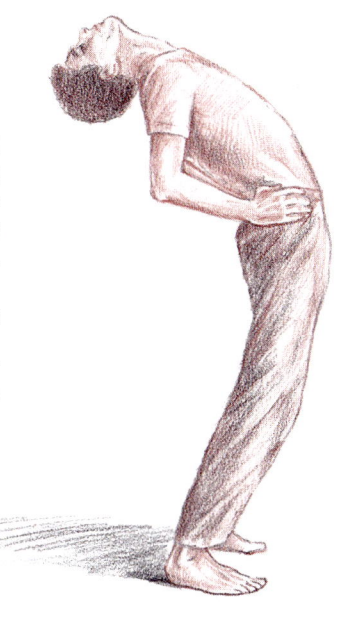

5　クイック・リラクゼーション・テクニック（QRT）
　まず最初に、右半身を下にして床に横になり、からだに感じられる感覚を意識する。その後に伝統的な「屍のポーズ」（P.36）で床の上に両腕と両脚を少し広げて横になる。「クイック・リラクゼーション・テクニック（QRT）」（P.37）を行う。より深い弛緩が生じてくるのを意識化する。肺に空気が満ちる時に全身に力がみなぎるのを意識する。以上の意識化を3、4分間続けてから次の運動に移る。

6　月のポーズ
　「屍のポーズ」から床の上に起きあがり、両脚を真っ直ぐにからだの前に伸ばし、両腕はからだのうしろに伸ばして床に手をついてからだを支えるようにして、約30秒間この姿勢を保つ。次に正座（P.33）の姿勢をとって、この姿勢も30秒間保つ。その後、上体を前に倒し、頭部に生じる血圧の上昇を意識化しながら「月のポーズ」（P.33）の姿勢を造る。この姿勢を2分間保った後に、再び上体を起こして正座の姿勢にもどり、次の7の運動に移る。

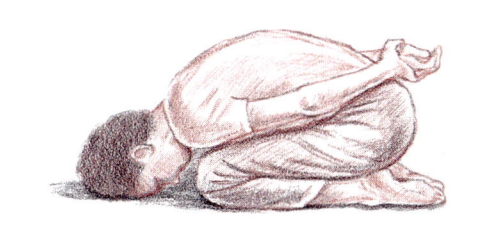

7　ラクダのポーズ
　「正座」の姿勢からこの「ラクダのポーズ」や「半ラクダのポーズ」に移る。それぞれの姿勢2分間保つ。体前面の伸びている筋肉を意識化した後で、再び「正座」の姿勢にもどる。この時にからだに生じている変化を意識化しつつ「正座」の姿勢を保つ。続いて「屍のポーズ」に移り、「ディープ・リラクゼーション・テクニック（DRT）」（P.37）を少なくとも10分間行う。その後、からだを起こして床に立ち上がる。できれば両眼は閉じたまま、両手を使わずに立ち上がる。立位でからだの休まる姿勢をとり、しばらく時間が経ってから、両眼を静かに開ける。このリラックスしている感覚をよく意識して、その日一日を過ごすように努める。

慢性疲労

　慢性疲労は、現代社会に特有な、ストレスによって引き起こされる疾患です。からだを酷使した疲労の場合、じゅうぶんな休養をとることですぐに回復が可能ですが、この慢性疲労の場合は、疲労が恒常化しており、休養をとってもわずかな回復しか得られないのが特徴です。それというのも、心の緊張感がいくつかの筋肉を部分的に収縮させているので、エネルギーを消耗し、呼吸も乱れ、疲労感が継続して生じるからです。こうした状況では、私たちが休みをとって何もしていない時でも、いくつもの筋肉は緊張状態にあります。こうした緊張状態をなくさない限り、この慢性疲労の症状から解放されることはないのです。

　こうした種類の疲労をなくすためには、朝の目覚めの後で「基礎訓練」（P.19）の省略したプログラムをまず行い、それから「各種アーサナ」（P.26～35）をしっかりと実習した後で、「DRT」（P.37）も行うようにします。しかし、この時もこれらのヨーガ療法の実習で疲れすぎないようにします。次に、夕方になったら、再び「DRT」や「調気法」（P.38～39）、それに「瞑想法」（P.40）を20～30分間行って、からだの力を回復させるようにします。この間、日中に疲れを感じるようなら、「逆転・屍のポーズ」（P.62）を2、3分間行ってください。また、他の病気によっても、極度の疲労感や、突発的な原因不明の疲労感が生じることがあります。こうした場合は、ヨーガ療法を行う前に、そうした症状について主治医に相談してください。

不眠症

　体調を保つためには、毎日一定の睡眠時間を取る必要があります。睡眠は、活動を止めて心身を休め、力を回復させるのに必要です。しかし、習慣性や副作用があるにもかかわらず、現代社会では多くの人々が睡眠薬や精神安定剤の助けを借りなくては眠れなくなっています。

　ヨーガ療法は、こうした長期にわたる不眠症を自然な形で解決できます。不眠症は、極度の緊張感や不安感が原因となって、夜になっても脳のスイッチが「オフ」にならないために生じます。床に入っても気になっていること、日中は自覚しなかった緊張感のすべてがあらわになり、心の中に絶え間ない緊張感を生じさせるのです。この時安易に睡眠薬などを使用せずに、簡単なヨーガ療法の技法を行うことで、不安感をなくして心の働きを穏やかにさせることができるのです。

　まず、床に入る前に「両腕広げの呼吸法」を10回と、「両腕伸ばしの呼吸法」を6回行います。その後で床に入り、2～3分間、その日の朝、目を覚ました時まで時間を遡るように1日の出来事を思い出します。そして、これまでの人生で幸せだった時をしっかりと思い出し、その時の思いによく浸るようにします。そして最後に、自分が自然な眠りにつくまで「QRT」と「DRT」のリラクゼーション（P.37）を行います。

　たとえそれでも眠れなくても、そんな時はゆっくりとした腹式呼吸を行い、「眠れるだろうか？」などと考えないで、からだに生じてくる感覚と、心の奥からわき上がってくる種々の思いを見続けるようにすればよいのです。

　あるいはまた、「瞑想法」（P.40）によって心の働きを静めてもよいでしょう。眠れなかったとしても、床の中で深いリラクゼーションのままで横になっていればじゅうぶんに休養がとれるので、次の日は再び元気に働くこともできます。

　慢性疲労の場合もそうでしたが、不眠症も何か別の病気が原因の場合があります。何日間も眠れない状態が続くようなら、専門医に相談してください。

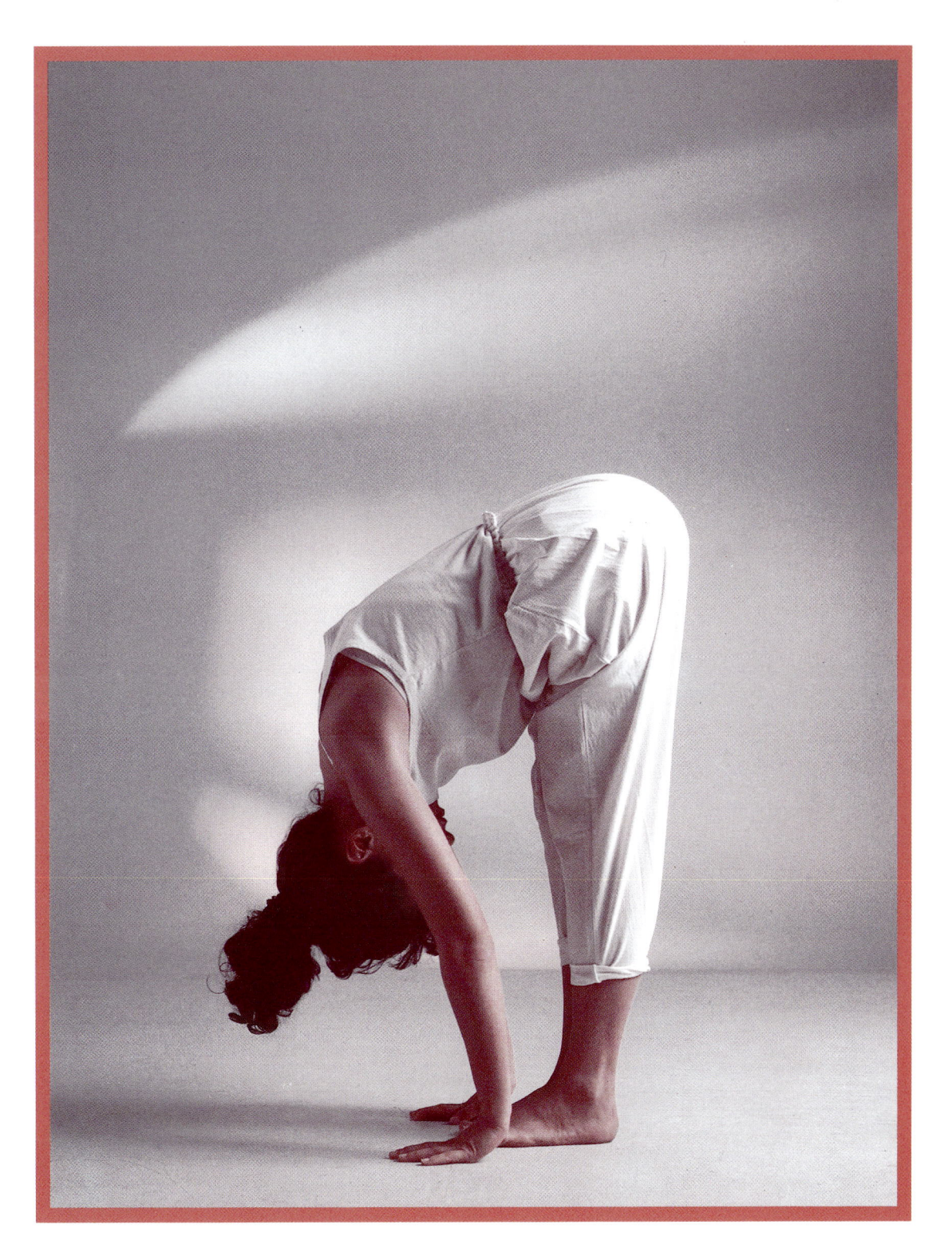

立位・前屈のポーズ

肥満

体重を減らす最も簡単な方法は、少食にして運動量を増やすことです。しかし、子供の頃から肥満の傾向にあると、体重を減らすのは簡単ではありません。それでも、生活の中でからだを動かして消費するエネルギーよりも少な目のエネルギー量を摂取するなら、減量もうまくいくはずです。ただし、ホルモン異常が原因の肥満もあるので、その疑いのある場合は専門の医師に相談してください。

食事は、低カロリーで繊維分の多い食品が減量のためにはよいと言えます。普段から食べすぎで、食べ物から快感を得たいという意識のある場合、ヨーガ療法は、意識を変える手助けをするので、それまでの食習慣を変えられます。さらに、リラクゼーション技法は、内心の働きをコントロールし、強い食欲を制御して、以下の自己暗示法により食欲を弱めることができます。

もしもあなたが何かを食べたくなった時は、次のように自分に言い聞かせます。"なあ、心さん、舌さん、これから食べ物を入れて上げるよ。でもそんなに急がなくてもよいだろう。急がずにゆっくりと、楽しんで食べようじゃないか" このように自分の心に語りかけてから、5回深呼吸し、その上で一口ずつ味を確かめながらゆっくりと食べ始めてください。次に、"これを食べると自分はいい気持ちになります。このいい気持ちは、心の中に静かな満足感が生じるからです。あわててのみ込んでしまわずに、ゆっくりと食べ物を口に運んで、この静かな満足感を長く保ち続けるようにしよう" このように自分に語りかけてください。

こうした自己暗示法に加え、ヨーガ療法の各種技法を実習すれば、無理なく肥満に対処できますので、肥満を解消する上で完璧な手段となります。

＜基礎訓練より＞
・お勧めの実習内容：心身調整法、アーサナ
・禁忌：半肩逆立ちのポーズ、肩逆立ちのポーズ、スキのポーズ。
＜各種疾患とヨーガ療法より＞
・追加の実習内容：逆転・屍のポーズ（P.62）。

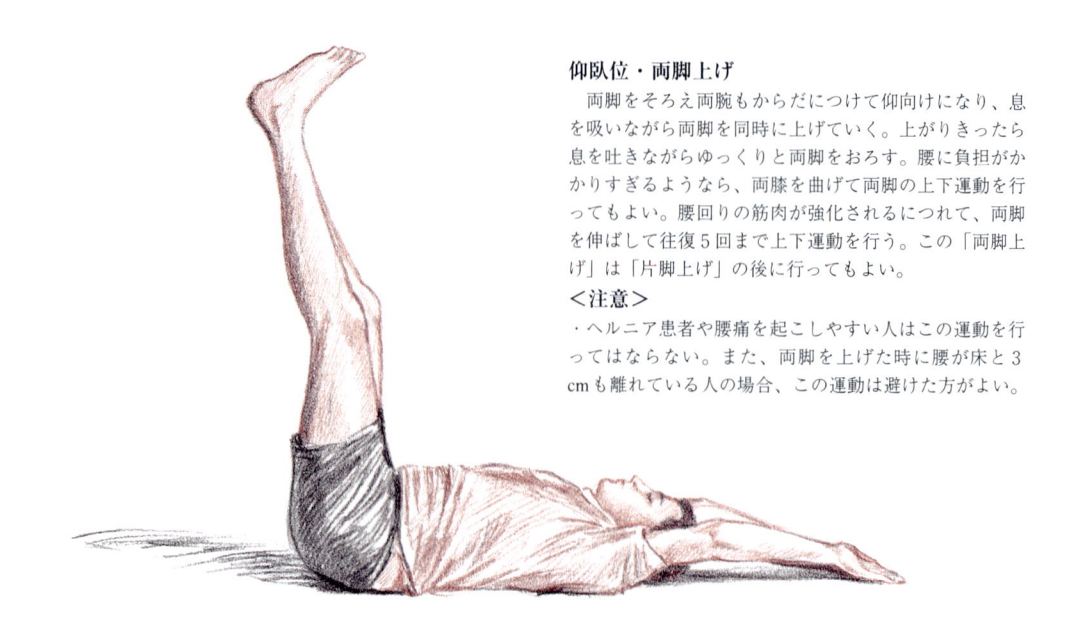

仰臥位・両脚上げ
両脚をそろえ両腕もからだにつけて仰向けになり、息を吸いながら両脚を同時に上げていく。上がりきったら息を吐きながらゆっくりと両脚をおろす。腰に負担がかかりすぎるようなら、両膝を曲げて両脚の上下運動を行ってもよい。腰回りの筋肉が強化されるにつれて、両脚を伸ばして往復5回まで上下運動を行う。この「両脚上げ」は「片脚上げ」の後に行ってもよい。
＜注意＞
・ヘルニア患者や腰痛を起こしやすい人はこの運動を行ってはならない。また、両脚を上げた時に腰が床と3cmも離れている人の場合、この運動は避けた方がよい。

癌とエイズ

エイズは、病気から身を守ってくれる免疫細胞に対して、あるウイルスが攻撃を加えることから生じる病気です。現時点においては、まだ効果的なワクチンは開発されていないし、有効な治療法も確立されていません。しかし、危険な性交渉や薬物中毒からの感染は、自分の意志で防ぐことができます。このウイルスは何年ものあいだ不活性の状態でいることもありますが、活性化しはじめると、患者の生存可能な年数は極端に短くなってしまいます。ヨーガ療法をこの時点で施すことで、免疫細胞の働きを活性化させられるので、余命を延ばす助けになります。実際ウイルスの活性化をヨーガ療法が遅らせたケースもあると考えられています。

発癌因子のすべてに対して、私たちが自分で対処できはしません。しかし、生活習慣を変えることで、癌を予防することはできます。たとえば、飲酒や喫煙、慢性的な便秘を解消するように努力できますし、ストレスにもじょうずに対処できます。ヨーガ療法の実習によって、イライラすることも少なくなり、食事の内容も健康的なものになるはずです。

たとえ化学療法や放射線治療が行われている時でも、ヨーガ療法は治療効果を高める助けとなるはずです。もちろん、手術後のリハビリテーションとしても役に立ちます。その際には主治医に相談してください。

さらに、ヨーガ的な生活習慣は、肉体や心の苦しみに立ち向かう態度を養ってくれます。以下に記す技法も、痛みや苦しみに立ち向かえるようにしてくれます。特に癌やエイズの患者がこの技法を実習する時は、自分の免疫細胞や体内に入れられた薬が病原を攻撃している有様を心に描くようにしてください。化学療法を受けている時でも、この技法の決意表明や、「DRT」は、吐き気などの不快な症状を軽減させるのに役立ちます。

ヨーガ・ニードラー

この技法は、充分に時間がとれる時に実習してください。この技法をヨーガ療法技法として役立てる場合は、この技法によって深いリラックス状態に達した後に、私たちのからだの中によいエネルギーが流入（悪いエネルギーが流出）している有様を心に思い描くようにします。まず、「DRT」（P.37）技法の実習方法をよく読んでください。まず「DRT」を行い、次いで以下の言葉に従って、「ヨーガ・ニードラー」を実習し始めてください。このあいだに決して眠らないでください。

実習の前には、心の中で決意表明できるようにしておいてください。たとえば、「自分は必ず元気になって、まわりの人たちの役に立つ」といった決意の言葉を選んでおくのです。その後で「DRT」を始めます。次に、自分の両鼻から出入りする息に意識を集中させるか、または、肺にまで達する息に集中するか、あるいは脊椎部分の腹部から喉までのあいだに１本の管があると想像して、その管の中に呼吸と共に生気が満ち引きする有様を想像するのです。こうすることで心身が休まり、心の集中力も強化され、体内に力が満ちあふれてきます。次に、自分の感情や情動などの動きを意識化します。まず、寒暑、軽重、快苦、悲喜、愛憎といった二極の対立感情を心の中に思い浮かべ、その時々の自分の感情の動きを意識化（観察）してみることです。こうすることで自分の心がそれらの感情に乱されなくなり、感性次元の心の働きを自分で制御できるようになれるはずです。その後は、海の景色とか野山の景色、花園、聖人のお姿などを思い描けるようにするのです。こうした意識化の後で、最初に心の中で誓った決意を再度心の中で誓うようにし、ゆっくりと元の心身の状態にもどるようにします。

この実習方法に関しては、実に沢山のバリエーションがあります。本書以外の本やカセットテープも参考にしてください（P.95）。

循環器系疾患

　私たちの心臓は、からだの中で最もよく働いている筋肉だと言えます。心臓は常に動き続けて動脈静脈内の血流を促し、からだの全細胞が必要とする栄養分と酸素と水分とを届ける働きをしています。こうした循環器系は、耐久性の高い組織ではありますが、喫煙やストレス過多、肥満、高コレステロール食の摂りすぎ、糖尿病の放置、それに運動不足などにさらされると、常に酷使される状態となり、その結果、組織が変性して死滅する疾患、たとえば心筋梗塞などに侵されるようになるのです。このような疾患は、人を死に至らしめる原因としてよく見受けられるものですが、たいていの場合、その元になっている危険因子を少なくさせていくことで、予防できる病気でもあると言えるのです。

　ヨーガ療法は、この種の病気を予防し、治していく上でとても役に立つ技法です。というのも、ヨーガという技法そのものが、たとえば自分の心拍数を意識的に変化させうるものですし、血圧にしても、それまでヨーガなど一度も行じたことのない人でも、自分の血圧を下げることができるようにしてくれる技法だからです。ヨーガ療法の教える仕方で自分の肉体や心に働きかけることで、生活習慣を改めることができますし、受けるストレスを少なくして、心身の働きを自分で強化することさえできるからです。私たちがヨーガのリラックス法や、心の制御法を身につければ、日々直面させられている危険因子の働きを自分で少なくすることができるのです。

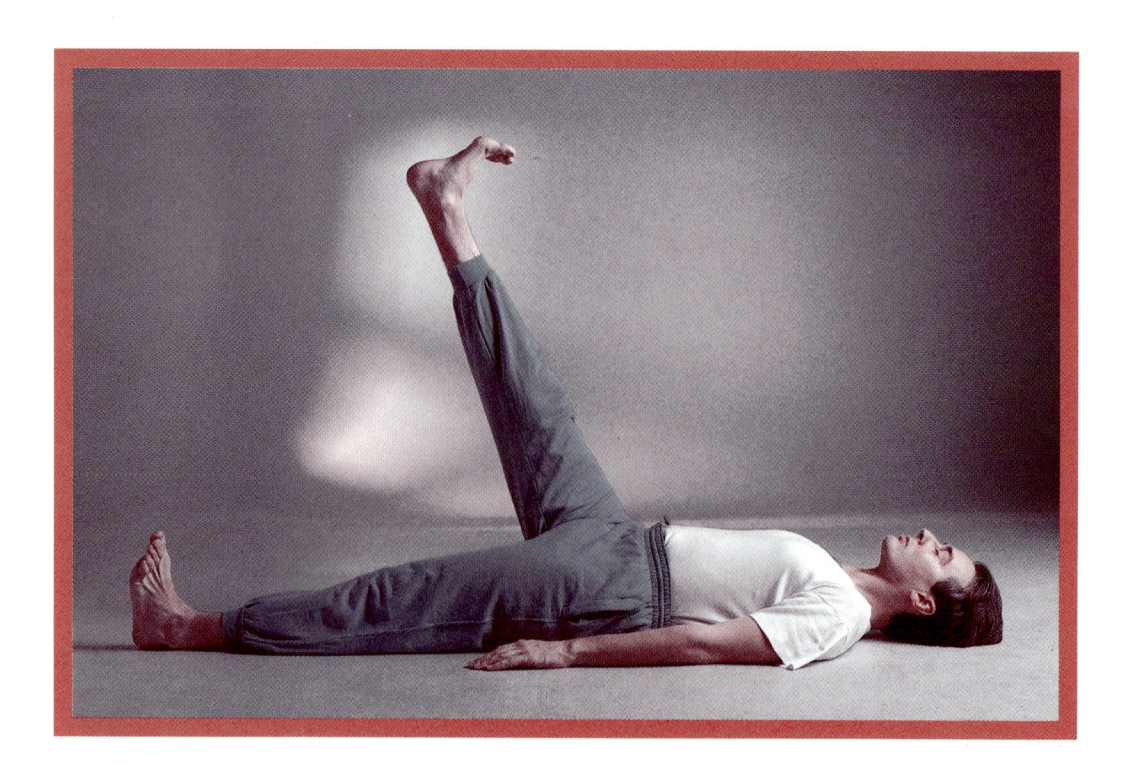

片脚上げ

高血圧

　血圧は、私たちの意識の状態によって変化するものです。静かにしている時は血圧は低く、興奮状態やストレスにさらされている時は、血圧が上がります。こうした血圧の上昇は、交感神経の働きによって引き起こされ、ストレスに対応する反応によって、動脈壁の筋肉が収縮して血管が細くなることから生じる現象です。

　常に血圧が高い高血圧（HBP）になるということは、長期にわたって過剰な刺激を受け続けた結果、動脈が常時収縮し続けて生じたとも言えます。高血圧の初期の段階では、まったく自覚症状がないので、治療が難しいわけですが、この症状をそのままにしておくと、脳内出血を起こしたり、他の内臓にも種々の障害を生じさせるようになってきます。

　もちろん、高血圧の原因はストレス以外にもあるので、ヨーガ療法を実習する前には必ず主治医に相談してください。しかし、すでに薬が処方されたり、手術を受けた後であっても、ヨーガ療法は治療の効果を手助けしてくれます。高血圧の原因がストレスから生じている場合は、ヨーガ療法を毎日必ず実習して、過剰な刺激を減らし、日常においてもヨーガ的な生活を送るように努めて、ストレスに過敏に反応しないですむようにします。ただし、アーサナについては、すべての「逆転のアーサナ」は行ってはいけません。

＜基礎訓練より＞
・お勧めの実習内容：呼吸と運動の同調法、リラクゼーション、調気法、瞑想法、感情の調整法
・禁忌：強いほぐし運動、太陽礼拝のポーズ、うつ伏せの各種アーサナ、逆転の各種アーサナ、月のポーズ、速い腹式調気法

心臓疾患

　動脈内の血流が滞ること自体は、老化現象のひとつですが、生活様式がめまぐるしく変化する現代社会では、こうした老化の進み具合も速くなっています。からだの中の動脈が老化すると、血流が阻害され、筋肉中に酸素不足が生じます。それによって、狭心症の発作が生じ、やがては心臓発作が生じます。動脈の血流が阻害されている所では、血栓が形作られ血流を完全に止めてしまい、たとえば心筋は酸素不足のために壊死を起こすわけです。

　こうした心臓疾患にかかる可能性を少なくするには、喫煙を止め、ストレスからの影響を減らし、コレステロール値を下げて、さらに高血圧や高い血糖値や肥満になる要素をなくすように自制すればよいのです。からだを危険にさらすのは、そこに、自分の健康を犠牲にしてまでも快感を求める心があるからです。もしも私たちが怠け心から何かの利益を期待するようになると、その事態は私たちを振りまわすようになります。しかし、ヨーガ療法こそ、こうした状況を自分で直す手助けになってくれるのです。

　また、「幸福とは何か？」（P.13）をよく理解すれば、悪い生活習慣から解放されて、心の満足を外の物からでなく、内心から得られるようになるはずです。

＜基礎訓練より＞
・お勧めの実習内容：リラクゼーション、調気法、瞑想法、感情の調整法
・禁忌：強いほぐし運動、バッタのポーズ、弓のポーズ、逆転の各種アーサナ
＜各種疾患とヨーガ療法より＞
・追加の実習内容：サイクリック・メディテーション（P.54〜55）

静脈瘤

　他の多くの病気同様に、静脈瘤も治療よりも予防の方が簡単に行えます。静脈瘤は、静脈の中にうまく血液が流れないために生じる病気で、血流が滞ってくると、血液が足に集まってうっ血し、足の静脈を異常に引き伸ばし、最終的には慢性的な疼痛を発生させたり、皮膚の色を変色させ、潰瘍を生じさせます。さらに、静脈瘤の中に発生した血栓が、心臓や肺にまで運ばれてしまうこともあります。しかし、ヨーガ療法は血液の循環をよくします。

　一度静脈瘤ができてしまうと、ヨーガ療法を実習しても静脈瘤の形状を好転させることはできません。しかし、ヨーガ療法により、いくつかの不快な病状を改善することは可能ですし、それ以上の悪化も防いでくれるはずです。そのための技法としては、「肩逆立ちのポーズ」（P.31）のような「逆転の各種アーサナ」が、患者の四肢に滞っている血液の流れをよくして、心臓への血流の流れも改善してくれます。

　しかし、ヨーガ療法の実習前には、必ず主治医に相談して、深部の静脈内に血栓ができていないかどうか確認しておく必要があります。ヨーガ療法の場合、血栓を造りやすい体質を改善してくれますし、もしも血栓がすでに形成されている場合でも、それらの血栓を取り除くことができるかもしれないのです。しかし、主治医の許可なしに、たとえば「強いほぐし運動」（P.22～23）や「太陽礼拝のポーズ」（P.24～25）、それにすべての「アーサナ」（P.26～35）は実習しないでください。

＜注意事項＞
・以下に記されているヨーガ療法のプログラムも、主治医の許可をまず取ってから実習するようにしてください。

＜基礎訓練より＞
・お勧めの実習内容：呼吸と運動の同調法、半肩逆立ちのポーズ、肩逆立ちのポーズ、スキのポーズ、魚のポーズ、調気法
・禁忌：駆け足

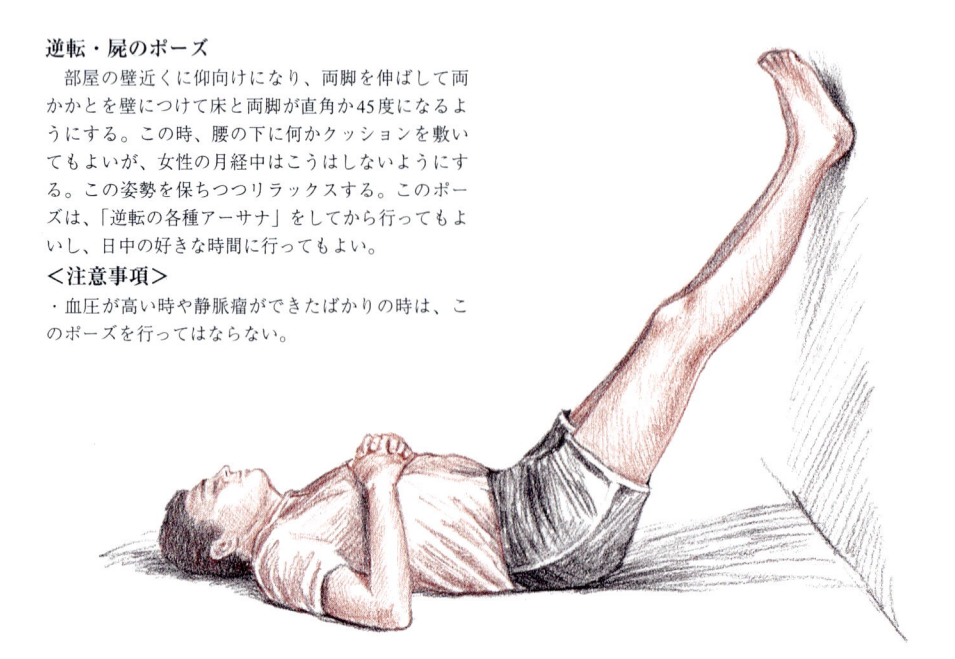

逆転・屍のポーズ

　部屋の壁近くに仰向けになり、両脚を伸ばして両かかとを壁につけて床と両脚が直角か45度になるようにする。この時、腰の下に何かクッションを敷いてもよいが、女性の月経中はこうはしないようにする。この姿勢を保ちつつリラックスする。このポーズは、「逆転の各種アーサナ」をしてから行ってもよいし、日中の好きな時間に行ってもよい。

＜注意事項＞
・血圧が高い時や静脈瘤ができたばかりの時は、このポーズを行ってはならない。

循環器疾患

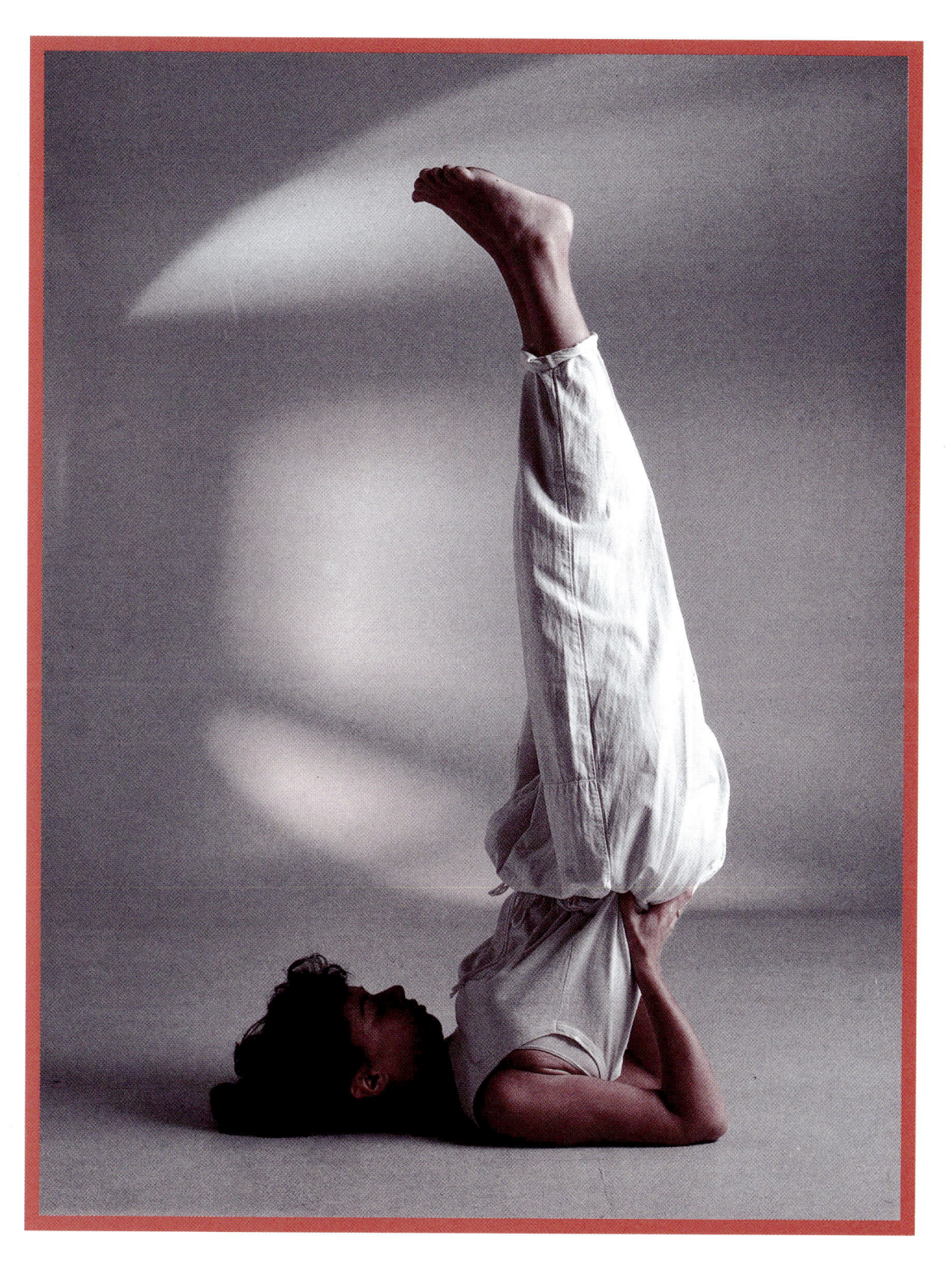

肩逆立ちのポーズ

呼吸器系疾患

　呼吸は私たちの命を支え、それだけでなく、自然な呼吸は健やかさや快適な思いはもちろん、新たな命まで与えてくれています。また、そうした自然な呼吸は、私たちの心を浄化して、感情の動きを静め、心身内部に活力として流れているエネルギーも呼び起こしてくれます。しかし、今や私たちの多くは、こうした健やかに呼吸する術を失ってしまっています。からだを動かさずに座ることの多い生活習慣や、知性や感性の働きがストレスを受けるため、呼吸も浅く不規則になり、日々の気分も影響を受けるようになって、健康状態も長期にわたって変えられてしまうのです。ですから、慢性的な疲労や呼吸器の感染症をはじめ、多くのアレルギー疾患は、こうした不健全な呼吸の仕方が原因になっているとも言えるのです。ヨーガ療法が健康実現に与えてくれる最大の恵みとは、私たちが健やかに呼吸できるようにさせてくれることだとも言えるのです。

　これまでにも呼吸器系に深刻な疾患を抱えている多くの患者たちが、ヨーガ療法に治療の糸口を見いだしてきました。気管支喘息やアレルギー性鼻炎など、過敏反応が原因で生じる各種の病気は、心の働きが静まるにつれてその過敏反応も減少してくるからです。また、ヨーガ療法を実習することで、免疫系の働きが強化されるので、感染症などにもかかりにくくなってきます。そしてさらに付け加えると、たとえ慢性の気管支炎になったとしても、ヨーガ療法によって呼吸の効率を上げることができるし、喫煙などの習慣も止められて、肺の機能も高められるようになるのです。

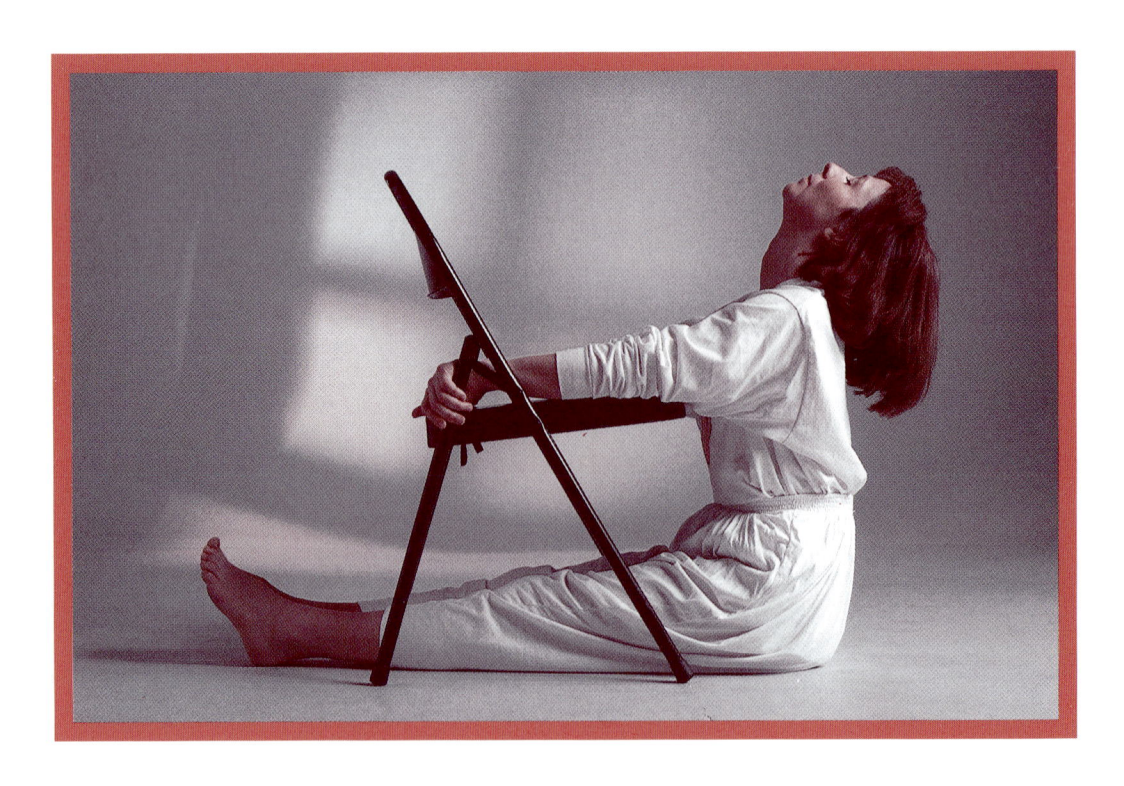

チェアー・ブリージング

アレルギー性鼻炎

　私たちの鼻は、臭いを嗅ぐ器官であると同時に、生まれつき備え付けられている空気調節装置でもあります。外気を取り入れる際に、外気を直接肺に触れさせないためのフィルターの働きもしているし、外からの冷気を暖めたり、加湿もしてくれます。くしゃみも、吸気と一緒に鼻に入ってきた刺激物を排出させようとする防衛反応のひとつです。異物が鼻の粘膜に触れた瞬間、神経を経由して信号が脳へと送られ、鼻を通じて強く息を吐き出せという神経信号が再び脳から発せられ、くしゃみをさせるのです。さらに、からだの中では、鼻の粘膜が膨張して、鼻の通りを悪くさせ、異物を入れないようにからだを守ると共に、おびただしい粘液を分泌して、刺激物を外へと流し出し、そうした異物を再度気管に進入させないようにしています。

　アレルギー性鼻炎の場合、こうした過敏反応が恒常的になり、その結果、特徴的な症状として、くしゃみが多発し、鼻汁が分泌され、鼻づまりも常時生じることになります。こうしたアレルギー反応は、花粉やほこり、感情の葛藤や神経の過敏など、生まれつきの性質も引き金となって生じます。

　ヨーガ療法の「鼻の洗浄法」（下図）や各種アーサナや簡単な呼吸法を実習することは、鼻の粘膜が先述の種々の原因に対して耐性を強めることになります。「鼻の洗浄法」は、各種のヨーガ療法技法を実習し始める前の時間に行うようにして、鼻が詰まったり、分泌物が多い時は、1日に3回は行うようにします。これまでにも多くの患者たちが、生活環境中のアレルギーを誘発する物質（アレルゲン）の量は変化していないのにもかかわらず、2週間から4週間という短期間のうちに、顕著な症状の改善をみています。ということは、アレルギー性鼻炎の大多数は、肉体中に潜在している原因からではなく、単に過敏反応の症状だと言えるわけなのです。

＜基礎訓練より＞
・お勧めの実習内容：呼吸と運動の同調法、駆け足、速い腹式調気法

＜各種疾患とヨーガ療法より＞
・追加の実習内容：強制・片鼻調気法（P.70）

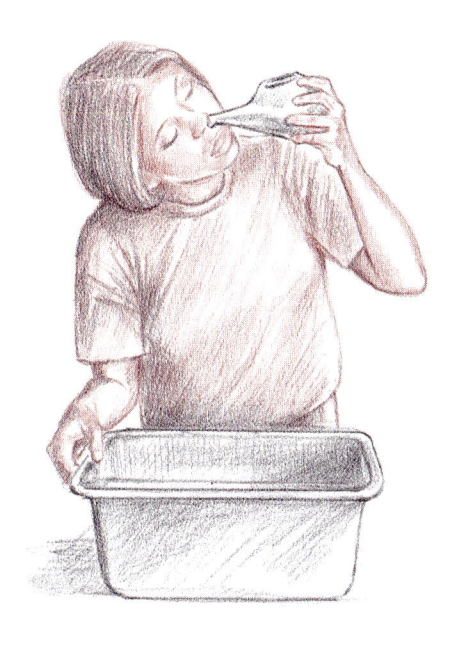

鼻の洗浄法
　注ぎ口のある容器に、ぬるま湯と塩（半リットルの湯に小さじ半分の塩）を入れておく。頭を左に傾け、右鼻に容器の注ぎ口を差し込む。容器内の塩湯を少しずつ鼻の中にそそぎ込み、左鼻から塩湯が流れ出てくるようにする。続いて、左鼻も洗浄する。その後で鼻を片鼻ずつよくかんで、内部に水が残らないようにする。次に頭をうしろに傾けておいて右鼻から塩湯を入れて口の中に流れ出るようにし、その後は口中の塩湯は吐き出す。左鼻でも同じようにする。1日に3回までこの洗浄法を行ってもよいが、必ずヨーガ療法を実習する前に行うようにする。

ぜん息

私たちの肺は、非常に複雑に機能するように造られています。また、常に目まぐるしく変わる呼吸の要請に合わせられるようにも調整されています。私たちが吸い込む酸素の総量も、吸気が肺胞に達する前に、気管支がその太さを微妙に変化させることで調整されています。

気管支を形成している壁にはリング状の筋肉があり、この筋肉が収縮したり弛緩したりして気管支の太さを変化させています。これらリング状の筋肉は、気管支を拡張させる交感神経の働きと、気管支を収縮させる副交感神経の働きによってコントロールされています。たとえば私たちが活動的である時は、酸素を多量に必要とするので、脳が指令を発して気管支を拡張させて空気を通りやすくさせます。反対に、不活発である時は、それ程酸素を必要とはしていないので、脳が気管支を細くさせて空気が少量だけ通るようにしています。

ところが、ぜん息の発作時には、こうした生体の反応が正常に機能しなくなります。つまり、気管支が不適切に狭められ、血液中に必要な酸素が不足してくるのです。しかし、こうした気管支の収縮も一時的なものですから、発作が収まってしまえば肺の機能は正常にもどるので、発作により肉体的な損傷が生じるわけではありません。つまり、ぜん息とはからだの可逆的反応なので、原理的には完全にコントロールできる病気だと言えます。

このように、気管支が過剰に細められる気管支収縮が生じるのは、副交感神経が過度に刺激されたからであり、気管支の内壁に炎症が起きて粘液が分泌され、気管支の通りが悪くなるためです。ぜん息の発作時には、より多くの空気を吸い込もうとして息を吐き出すのを恐れるあまり、胸部の筋肉が過度に緊張して、パニック状態になってしまいます。こうした状態に陥ると、それまで以上に呼吸が困難になります。

ぜん息の発作の場合は、肉体的な原因はもちろん、心理的な原因が引き金になって引き起こされます。たとえば、運動をはじめ、興奮したり冷たい風にあたったり、何かの感染症にかかったりしてもぜん息の発作は起きます。その他にも、花粉や動物の毛や家の中のほこりの中に住んでいるダニが発作の引き金になることもあります。これらのもののひとつに対して私たちがアレルギー反応を起こす場合、その物質（アレルゲン）に対して私たちがそれを危険物と見なしているということになります。気管支内部のある種の細胞が、その原因物質の存在に反応して、特定の化学物質を分泌するので、その化学物質に刺激されて、粘液をつくり出す細胞と副交感神経が興奮して活動的になるのです。そうなると副交感神経からの信号に呼応するようになり、気管支収縮がさらに悪化するのです。

ぜん息の発作は、脳の働き自体からも引き起こされます。干し草畑のありさまを思い描いただけで干し草アレルギーの患者が発作を起こすことがあるように、強く抑圧されている感情もまた、発作の誘因になると言えるのです。一般にぜん息の患者の場合は、非常に神経が過敏であったり、感情に強く動かされやすい人でもあるので、往々にして自分の感情をじょうずに表現できない場合があるのです。

もちろん、これまでにもぜん息に対する西洋医学的な治療法はあったわけですが、それは主として症状を押さえ込むための薬物療法が中心になっていました。気管支拡張剤は気管支を広げてくれるし、免疫抑制剤はアレルギー反応を抑制してくれますが、これらの治療法は、両方共にぜん息を根本的に治す治療法ではなく、その症状を抑えるための治療法にしかすぎません。こうした治療法の効果は、徐々に薄らいでいくので、投与する薬物の量を増やさなければならなくなるし、薬効の強い薬が必要になってきます。そのため薬の副作用も増えてきてしまいます。

呼吸器系疾患

ぜん息とヨーガ療法

ヨーガ療法は、ぜん息の症状を抑えるだけでなく、根本から治そうとします。「基礎訓練」で紹介する各種技法は、私たちの肉体と心の働きが互いに調和して働くよう助けてくれます。また、「感情の調整法」(P.41)と「幸福とは何か？」(P.13)とは、否定的な心情がわき上がるのをおさえてくれるでしょう。

また、ヨーガ療法によって、自分自身で自律神経の反応を次第に制御できるようになるので、自分で副交感神経系の過敏反応を静めて、アレルゲンに対しても過剰に反応しないですむようにできます。その結果、ぜん息発作の回数を減らすと同時に、発作が起きても軽くてすむようになります。より深くリラックスできるようになり、自分の呼吸をコントロールできるようになれば、発作のパニックに陥ることが格段に少なくなり、たとえ発作が起きても軽くてすむようになれるのです。ぜん息の発作予防の技法として、「チェアー・ブリージング」(P.68～P.69)を解説しておきました。もしもぜん息の発作が起きそうな時は、「チェアー・ブリージング」の順序に則って自分自身をリラックスさせてやればよいのです。

下に示しますが、少し変更を加えた「基礎訓練」のすべてをまず実習してください。ただし、少し激しい動きをする場合は決してがんばりすぎないでください。毎日規則正しく1時間のヨーガ療法を実習し続ければ、わずか数日のうちに何らかの効果が見て取れるはずです。しかし、最大の効果が生じるには、1年とか2年継続して実習し続ける必要があり、特に症状が重い場合は、さらに継続して実習することが必要です。

＜基礎訓練より＞
・お勧めの実習内容：心身調整法、三角形のポーズ、コブラのポーズ、弓のポーズ、肩逆立ちのポーズ、魚のポーズ、座位・前屈のポーズ、座位・仰向けのポーズ、調気法、感情の調整法

＜各種疾患とヨーガ療法より＞
・追加の実習内容：チョウチョのポーズ（P.79）

ヨーガ療法の効果

「呼吸と運動の同調法」(P.20～21)のヨーガ療法技法の中でゆったりとした呼吸法を実習することと、「駆け足」(P.22)の技法を実習することで、自分の呼吸器系の働きを強靭にさせることができますし、力をみなぎらせることもできます。「各種アーサナ」(P.26～35)も、緊張状態にある胸部の筋肉を弛緩させるので、楽に呼吸ができるようになって、阻害されている体内のエネルギーの流れをよくします。

「逆転の各種アーサナ」もまた、肺の内部から粘液を排出させる助けになります。「瞑想法」(P.40)は心の働きを静めてくれて、心と肉体の相互作用がうまく働くようにしてくれます。「調気法」も、多くの治療効果を引き出してくれます。

子供とぜん息

ヨーガ療法は、ぜん息の子供たちの役にもたちます。しかし、ヨーガ療法の効果を引き出すためには、「基礎訓練」を必ず毎日実習することが是非とも必要です。特に子供の場合には、勇気づけをしっかりしてやらないと必要な努力も続かないものです。ですからこれらヨーガ療法を面白い形にして、毎日一緒に実習して、おおらかな気持ちでヨーガ療法技法を実習させるようにしてください。

もしも、ぜん息の発作が起きることがあっても、あわてずに「チェアー・ブリージング」(P.68～69)をさせるようにしてください。

調気法とぜん息

この「調気法」(P.38～39)は、単純に私たちの肺の機能を高めるヨーガ療法技法よりも、さらにぜん息を根本的に治療する効果を引き出してくれます。「調気法」の中でも特に「部分調気法」は、私たちの肺の各部分をじょうずに使う術を教えてくれます。そして「速い腹式調気法」は、肺の細胞にマッサージ効果を与え、胸部の筋肉をリラックスさせて、からだ全体に活力をみなぎらせてくれます。「片鼻調気法」は、心の働きを静めてくれる効果があるので、瞑想時に行うと、私たちの意識の状態に調和した静けさを生じさせてくれます。

チェアー・ブリージング

「チェアー・ブリージング」技法は、理想的には発作がまさに起ころうとしている時点から行います。そうすることで、発作の激しさを和らげてくれますし、気管支の痙攣（P.65）を抑える各種薬の量を少なくてすむように（または、まったく必要なく）してくれます。

習いたての頃は、この「チェアー・ブリージング」のすべてを行うのに30〜45分はかかると思いますが、そのうちに20分ですべて行えるようになれるはずです。しかし、この「チェアー・ブリージング」を行う時は、必ずからだをリラックスさせ、心も静めておくようにしてください。

＜注意＞
・高血圧や緑内障を患っている時、また月経中の女性は、2の「月の呼吸法」と4の「前後曲げ」とは行わないでください。

1　座位・首の前後曲げ

図のように両腕と両脚を伸ばして床に座る。椅子の座る部分を胸につけて、首の力をぬいて前に倒し、両腕の力もぬく。最初に両脚のつま先から頭の先までの全身に力を入れてから、からだの各部の力をすべてぬくようにする。続いて首を前後に5回、ゆっくりと動かす。次に、首を前に曲げる時は息を深く吐き、うしろに曲げる時は息を吸うようにして5回行う。次に同じく5回首を前後に曲げる時に、首を前に曲げる時に低く"アー"と声を出すようにする。次の5回の前後曲げの時は、"ンー"と声を出して首を前に曲げるようにする。

2　月の呼吸法

かかとの上に尻を乗せて、背筋をよく伸ばして正座する。両手はももの上におく。この姿勢でまず5回首の前後曲げを行う。次いで呼吸と合わせて息を吐きながら首を前に曲げ、吸いながら首をうしろに曲げる動きを5回行う。次に、右手首を左手でにぎり、首を同じく前後に5回曲げるが、息を吸いながら首をうしろに曲げた時は首の筋肉をリラックスさせる。次いで息を吐く時は額が両膝の前の床につくまで、からだを前に倒す。額が床につかない場合は、両膝につけるか、または倒せる所までからだを前に倒す。このからだ全体の前後曲げを、呼吸と同調させながら5回行う。さらに5回行う際、からだを前に倒す時に"ンー"と声を発しながら行う。

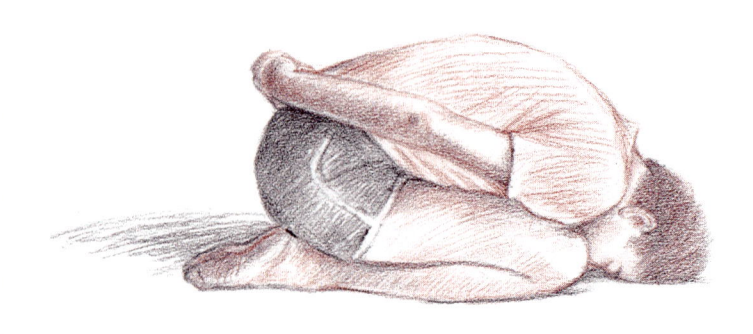

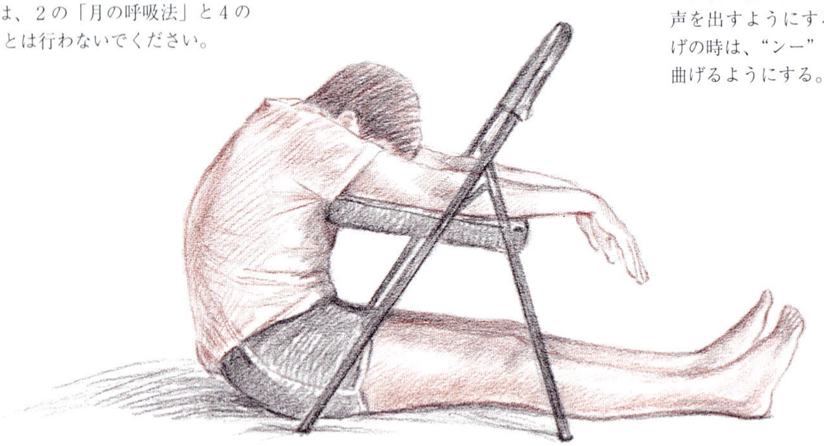

呼吸器系疾患

3　立位・首の前後曲げ

両脚をそろえて立ち、両腕はからだの横に。まず首を前後に5回曲げる。次に首を前に曲げる時に息を吐き、うしろに曲げる時に息を吸うようにして、同じく5回行う。続いて首を前に曲げる時に"ンー"と声を出して行う。ただし首に障害がある場合は、曲げすぎないように注意する。

4　からだの前後曲げ

床に立ち、両腕をゆっくりと上にあげていき、背中の力をぬいてさらにからだと首をうしろに倒していく。次にからだを直立の状態にまでもどし、さらに両腕が無理なく床に近づくようにからだを前に曲げていく。以上の動きを5回くりかえす。続いて息を吸いながらからだをうしろに曲げ、吐きながら前に曲げて同じ動作を5回くりかえす。次は、からだを前に曲げる時に"ンー"と声を出すようにして、5回行う。以上の動きは、無理に曲げたり急な動きをしないようにする。

5　ディープ・リラクゼーション（DRT）

図のように、「屍のポーズ」（P.36）をとり、からだをリラックスさせる。その上で、最初に5回呼吸する時の腹部の動きを意識化する。続く5回の呼吸の時には、息を吸った時に腹部が膨らみ、吐いた時に腹部がへこむのを意識化する。最後の5回の呼吸の時には、吸い込んだ息が腹部に流入するのを感じ、吐く時に"アー"の音を出すようにする。その後、深くリラックスした後にゆっくりと起きあがる。

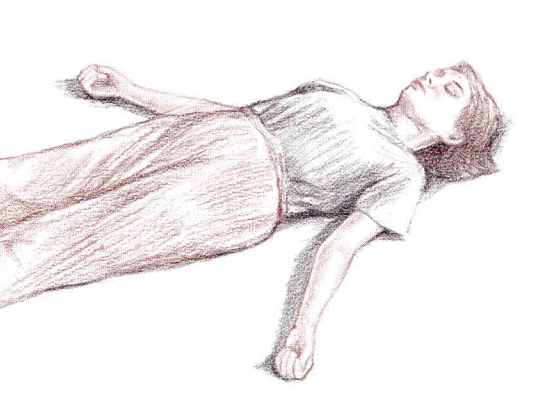

69

風邪と副鼻腔炎

　風邪は誰でもかかったことのある、見過ごしにできない感染症です。風邪を治す上での効果的な治療法や、風邪に対抗できる効果的なワクチンは、たゆまぬ研究が行われているにもかかわらずいまだ見いだされていません。そして、風邪は万病のもとと言われているように、時には細菌に対する抵抗力を弱体化させてしまうこともあります。

　たとえば副鼻腔炎の場合は、まず風邪によって粘液の分泌が多量に引き起こされ、この状態の時に私たちが細菌に侵されると、鼻の中の粘膜が炎症を起こし、副鼻腔が粘液や膿でいっぱいになって、副鼻腔炎にまでなってしまいます。こうなると、頭痛がしたり臭いの感覚がなくなったり、からだに痛みが生じてきたりします。しかし、この副鼻腔炎はアレルギー反応によっても引き起こされることがあるし、感情の興奮やストレスによって悪化することもあります。

　ヨーガ療法は、これら風邪や副鼻腔炎にかかる頻度を減らし、たとえかかっても病状を軽くてすむようにしてくれます。以下に示した「基礎訓練」を行うことで、私たちは自分の免疫力を高めることができるので、細菌に感染することもほとんどなくなります。「部分調気法」や「速い腹式調気法」（P.38〜39）は、私たちの気管の抵抗力を高めてくれますし、「鼻の洗浄法」（P.65）や「強制・片鼻調気法」は、私たちの副鼻腔の抵抗力を高めてくれます。しかし、もしもからだが発熱している場合は、「心身調整法」のすべての技法をはじめ、すべての「アーサナ」、「速い腹式調気法」などは行わないようにしてください。むしろ「部分調気法」や「発語調気法」などゆっくりとした「調気法」（P.38〜39）をはじめとした、「DRT」（P.37）や「ヨーガ・ニードラー」（P.59）を行うようにしてください。

＜基礎訓練より＞
・お勧めの実習内容：呼吸と運動の調整法、駆け足、調気法
＜各種疾患とヨーガ療法より＞
・追加の実習内容：強制・片鼻調気法（下図）

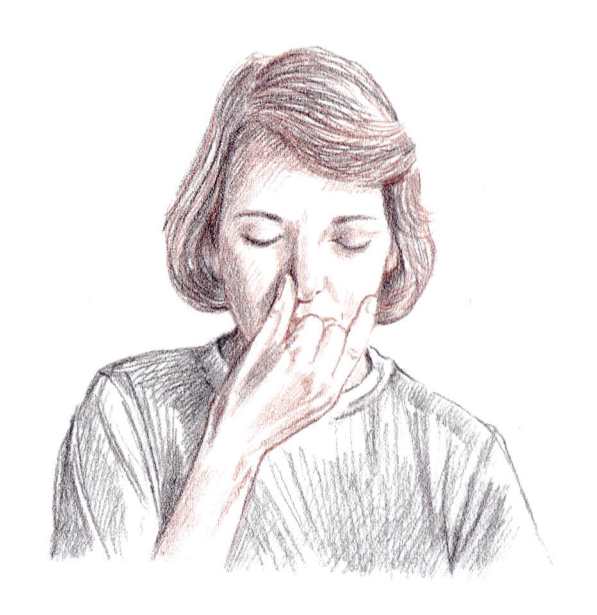

強制・片鼻調気法
　この「調気法」を行うには、「片鼻調気法」と「速い腹式調気法」（P.39）とを組み合わせる。まず、「片鼻調気法」と同じ指の動かし方で片方の鼻から息を吐くが、直ちに両鼻から勢いよく息を吸い込む。次に「速い腹式調気法」と同じように、腹部を強く引っ込めて、反対の鼻から息を吐く。以上の呼吸を何回かくりかえすが、無理に息を強く吐きすぎて耳の変調を起こさないように注意する。以上の「調気法」を他の「調気法」と共に実習する。

＜注意事項＞
・てんかん、高血圧の患者、また月経中の女性はこの「調気法」を行ってはならない。

慢性肺疾患

　私たちの肉体は多くの組織によって造られていますが、おそらく人体組織の中でも最もよくできているのが、肺の組織ではないかと思われます。テニスコートほどの面積が肋骨に囲まれた小さな空間の中に収められている肺の内部は、左右に気管支が分かれて肺へと伸びている部分から始まって、気管はさらに枝状に分岐し、最終的には空気の袋になっている多くの肺胞へと達するようになっています。これら肺胞と呼ばれる球形をした空気の袋は、血液中の二酸化炭素と肺中の酸素とを交換しています。一方、筋肉組織は気管支の太さを調整し、肺の中に適量の酸素が入るようになっています。私たちがからだを動かす時に適宜それに応じて各組織が連動しながら肺をうまく機能させているのです。このように、実際には眼には見えない膨大な動きが、人間の身体組織の中ではさまざまに行われているのです。

　しかし、私たちはこうした驚異的な肺の機能を普段は意識することなく、一度肺が損傷を受けると、うまく機能しなくなり、修復も不可能であることを忘れています。そのために、自分のからだを酷使し続けて、すばらしいこの体内組織をうまく働かせないようにしてしまいます。事故や細菌感染といった不可逆的な身体の破損は、すぐに修復できるものではありませんが、喫煙、不適切な食習慣、不健康な生活習慣などによって引き起こされる、免疫機能の弱体化などは、自分で制御できます。

　慢性気管支炎と肺気腫は、喫煙の習慣から生じる疾患の代表的なものです。タバコの煙とタールは気管支内部を刺激して破壊するので、朝起きてすぐに激しくせき込んだり、肺の内部に多量の粘液を生じたり、ゼイゼイ言う呼吸の原因を造り出します。こうした状態が何年か続くと、肺胞が破壊され、ガス交換のできる表面部分が減少して、肺内部の空気の流れも阻害されることになります。この状態を肺気腫と呼び、呼吸をしたくてもひどい呼吸困難が生じるようになってしまうのです。

　これ以外の慢性肺疾患として、免疫機能に関係するサルコイドーシスや過敏性肺臓炎、からだを損傷するような有害な物質にさらされることが原因で生じる、職業上の肺疾患などがあります。また、肺結核や真菌症など、肺が細菌に侵された場合は、素早く対応して処置をしないと、肺に膿瘍や気管支拡張が生じてしまうことになります。

　ヨーガ療法は、一度生じてしまった肺の疾患を治すことはできません。しかし、医療を受ける患者の心を支えると共に、外科手術や薬物治療、理学療法などの治療効果を上げる助けとなります。ヨーガ療法の「各種呼吸法」や「調気法」、「アーサナ」は、肺の内部全体に酸素をよく行き渡らせるようにし、空気の流れが阻害されている部分の通りをよくします。また、部分的に働かなくなってしまった肺胞組織を広げてくれます。各種のヨーガ療法技法は、呼吸器系からの排泄物をうまく排泄できるようにし、からだ全体の健やかさや体力を高めてくれます。こうして患者自身の免疫力が高まると、感染症の治りも速まり、投与される薬物の効き目もよくなるので、薬物も少なくてすむようになるはずです。

　「各種アーサナ」や「調気法」で肉体を健康にさせることで、肺の機能を高め、肺疾患からの影響を最小限に押さえ込むことができます。それ以上に非常に重要な効果は、自分の心をコントロールできるという恵みを私たちにもたらしてくれます。喫煙の習慣を断とうとする時などに、その力は大いに役立ちます。自分の心をコントロールできるようになることも、慢性気管支炎や肺気腫にかかっている場合には非常に大きな助けになるのです。

＜基礎訓練より＞
・お勧めの実習内容：調気法
・禁忌：強いほぐし運動（P.22）

消化器系疾患

　消化器系の組織は、からだに力を供給するシステムであり、からだを成長させ維持する上で必要とされる材料を提供してくれます。私たちの味覚や嗅覚は、栄養価の高い食品や安全な食品を識別するのに役立っていて、食べ物は、口の中でかみ砕かれ、さらに化学的に処理されて、体内に吸収される物質へと変わります。こうした栄養分は、血流にとけ込み、各細胞へと運ばれ、消化されない繊維分や余分な物は、肛門などから排泄されます。消化作用は自律神経が主に行っているので、私たちの意識作用の及ばぬ所で行われていることになります。

　私たちの肉体は、食後は余分の血液を消化器系組織に送るために、その他のからだの働きは休ませようとします。しかし食後であっても、緊急事態が生じると、消化器系組織ではなく、筋肉や運動に関係する組織に血液がまわされます。もしも私たちが恒常的にストレスにさらされたり、乱れた生活を送っていると、肉体は休むことを忘れて、からだの自然なリズムが失われてしまい、体内のエネルギーの流れが不自然なものになってしまいます。こうした状態は、消化器系組織に関係する多くの病気を引き起こします。ヨーガ療法の各種技法は、ストレスを解消させて体内のエネルギーの流れを整えてくれるので、消化器系の病気の症状を改善したり、治してくれることになるのです。また、ヨーガ療法の教えは、健やかな消化作用を行わせるための基礎となる、健康的な食事内容と食習慣に従って生活できるよう、心を勇気づけてくれるはずです。

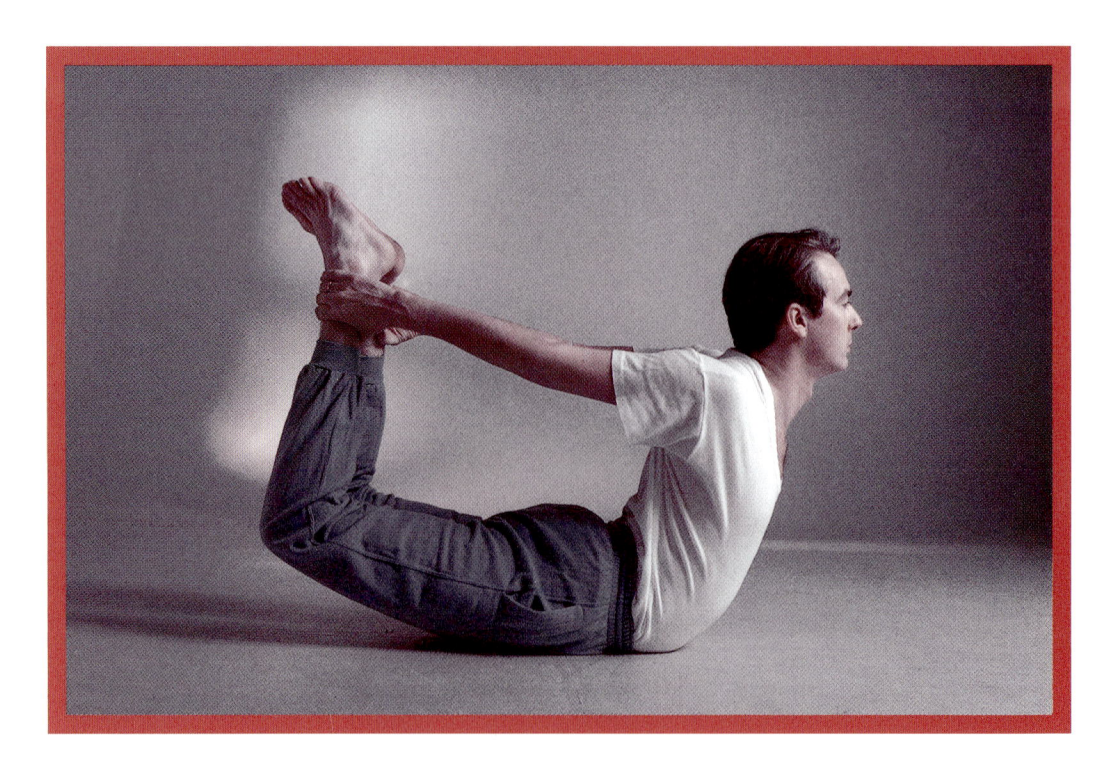

弓のポーズ

下痢

　下痢は、重い病気によるもの、また、下痢を起こす食べ物を食べたことによるものなど、いくつもの原因があげられます。定期的に起こる、あるいは、長期にわたって下痢が止まらないような場合は、ストレスが関係していると考えられ、こうした下痢の場合は、ヨーガ療法の実習が有効です。

過敏性腸症候群

　大腸内部における消化吸収作用は、自律神経によって制御されていますが、実際には、脳の視床下部によってそれら全体が監督されています。大腸の働きは私たちの心の状態に影響されるので、大腸に関係する多くの病気も、ストレスが原因していることが多いのです。こうしたストレスに関連した下痢が悪化して慢性化した病状を、過敏性腸症候群と呼んでいます。特徴としては、慢性的な便秘や下痢、または下痢と便秘が交互にくりかえされることなどがあげられます。

　過敏性腸症候群にかかる原因は、トイレにゆっくり入っている時間的なゆとりがないことや、運動不足、不規則な食事時間、精製されすぎた食品の摂取、食品添加物の摂取、それに摂食障害などが考えられます。これに対する効果的な治療法はなく、医師たちは一般的に食事療法と運動療法を組み合わせて行うように指示するだけです。

　ヨーガ療法では、この過敏性腸症候群は、体内に流れるプラーナ（生気、P.10～11）が流れにくくなったことから生じると考えています。この体内における生気の流れとは、上に昇る流れ（ウダーナ気）、下にさがる流れ（アパーナ気）、そして臍周辺の腹部の働きを調整する流れ（サマーナ気）の3種とみています。そして、アパーナ気が過剰に働くので下痢が起きると考えており、下痢と便秘がくりかえされるのは、サマーナ気がうまく機能していないからだと考えています。

　ヨーガ療法を実習すると、過敏性腸症候群は2、3週間もすれば症状が改善され、1年以内には完全に治ってしまうことも時としてあります。この過敏性腸症候群の場合、良い効果を引き出したいのなら、1日に少なくとも30分間はヨーガ療法を実習してください。一般的にはからだを逆転させる各種のポーズが、アパーナ気の過剰な流れをせき止めてくれるので、下痢も改善されると考えられています。また、サマーナ気の働きを安定させるためには、「調気法」（P.38～39）を行いつつ深いリラックス状態に入ればよいのです。「DRT」（P.37）や、「調気法」、それに「瞑想法」（P.40）も、体内の生気の流れを調整し、さらに下痢と共に生じてくる心の中の不安を静めてくれるはずです。

　食事内容を変え、毎日決められた時間にリラックスしながら食事をすることも大切です。（P.42～43）

潰瘍性大腸炎

　この病気は大腸壁に潰瘍を生じる重い病気で、粘液と共に出血があり、さらに痛みを伴うこともあります。発病因は、大腸内壁を保護する免疫機能が逆に内壁を溶かし始めることにあり、治療しないでおくと、致命的な出血が生じ、大腸の麻痺や穿孔、あるいは癌に進行することもあります。この病気の症状を自覚したなら、直ちに専門医の診断を受ける必要があります。

　この病気も心理的要因の強い病気で、しばしばストレス、または食物アレルギーによって引き起こされます。食物アレルギーがある場合は、その食物を特定すると共に、必ず専門医の診断を受けてください。

＜基礎訓練より＞
・お勧めの実習内容：半肩逆立ちのポーズ、リラクゼーション、調気法、瞑想法、感情の調整法

胃酸過多

　何か食べるたびに、私たちの胃はその食物を消化する非常に酸性度の強い消化液を分泌しています。この消化液は、副交感神経が分岐してできている迷走神経の働きによって分泌されますが、強いストレスを受けたり、怒りや嫉妬などで激しく感情が動くと、より多くの胃酸が分泌されます。その結果、胃の中で過剰の消化液が分泌され、胃壁が損傷を受ける胃酸過多の症状が生じます。

　胃は、普通は胃壁から分泌されるムチンと呼ばれる糖蛋白によって、その表面が覆われて守られています。この胃の内壁は、3種類の物質による微妙なバランスの上にその状態が維持されています。内壁に供給されている血液量と、胃酸の分泌量、それに内壁を被うムチンによるバランスです。

　ストレスはこうした3者のバランスを色々な形で崩し、その結果、迷走神経の働きが刺激されて活発になり、多量の胃酸が分泌されるようになります。さらに胃壁への血液の供給量が減り、ムチンの量が減少するため、胃壁は強酸性液に侵されやすくなります。ついには胃壁に潰瘍が生じてきてしまいます。これら胃酸過多と胃潰瘍は、運動不足のうえ不規則な食事、仕事の締め切りやノルマに追われているような頭脳労働者がかかりやすい症例です。

　ヨーガ療法というホリスティック療法は、肉体をはじめ、心や生気、それに生活態度などを通して神経の働きを静めてくれるので、その結果、神経を通じての胃への刺激が減らされ、胃壁への血流量も増加させることができるのです。胃壁における3者のバランスが元にもどるのに従って、胃壁上の炎症は収まり、潰瘍も自然と治癒されてきます。

＜基礎訓練より＞
・お勧めの実習内容：強いほぐし運動、太陽礼拝のポーズ、立位の各種アーサナ、片鼻調気法、感情の調整法、食養生
・禁忌：座位の各種アーサナ
＜各種疾患とヨーガ療法より＞
・追加の実習内容：腹部の施錠法（下図）

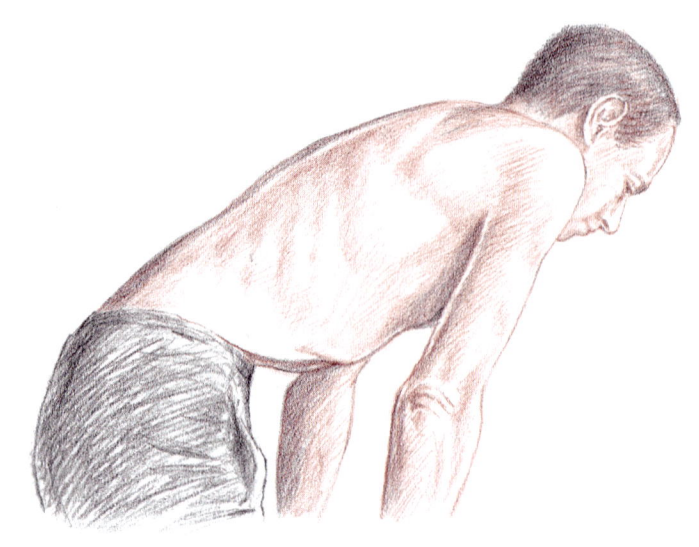

腹部の施錠法
　上体を前屈させて口からすべての息を吐ききってしまい、その状態で喉を絞めて息が入らないようにする。次に胸郭を押し上げて息を吸い入れるかのようにして、腹部に深いくぼみを造り、腹部がからだの内側に引き入れられるようにする。しかし、からだの他の筋肉はリラックスさせたままにする。最初のうちはからだをこうした状態にさせるのは困難かもしれないが、毎日試みることで、いずれはじょうずにできるようになるはずである。息が苦しくなるまでこの状態を保った後、腹部を元にもどして息をゆっくりと吸い入れる。「リラクゼーション」の後にこの「腹部の施錠法」を行うようにする。
＜注意＞
・以下の患者はこの技法を行ってはいけない。月経中または妊娠中の女性、胃の炎症がひどい場合や、出血している場合、高血圧や心臓病の患者。

痔疾

　ヨーガ療法は局所的に肛門への血流をよくし、便秘も予防するので、痔の病気も予防してくれます。痔疾は、肛門部での静脈血がうまく流れなくなり、静脈が拡張することから生じるので、慢性的な便秘状態にあると、肛門部分で血流が阻害され、結果として痔になります。

　しかし時として、肝臓が悪くて便秘が起きる場合があるので、ヨーガ療法の実習を始める前に、必ず専門医に相談してください。肝臓に問題がなければ、まず便秘を解消し、肛門部の静脈の流れをよくしてやります。そこで、本項の最後の提案内容と「便秘」の項の提案内容とを組み合わせて、ヨーガ療法を実習してください。ただし、「駆け足」（P.23）は行わないようにしてください。

　静脈の血流をよくするには、「半肩逆立ちのポーズ」を1日に3回、1回につき10分間行ってください。このポーズのあいだは呼吸をよく意識化し、特に腹部での深い呼吸に心がけ、息を吐きながら肛門をしっかりとすぼめるようにしてください。

　痔疾の中でも脱肛と呼ばれている、肛門から脱出している直腸部分などがかなり大きくなってしまっている場合は、ヨーガ療法は有効ではなく、外科的な手術で処置しなければなりません。しかしそれ程悪化していない場合は、ヨーガ療法の実習により、症状の悪化を抑え、不快な症状も取り去ることができます。また、ヨーガ療法によって、手術後に症状が再発するのを防ぐことができるでしょう。

＜基礎訓練より＞
・お勧めの実習内容：半肩逆立ちのポーズ
・禁忌：駆け足

＜各種疾患とヨーガ療法より＞
・追加の実習内容：腹部の施錠法（P.74）、腹部のポンピング（P.76）

便秘

　ヨーガ療法では、腸の病気は体内を流れる"生命エネルギー"のプラーナ（生気）の流れが阻害されて生じると考えられています。プラーナは、過敏性腸症候群でも説明したように、体内で上に昇る流れ（ウダーナ気）、下にさがる流れ（アパーナ気）、臍周辺の消化吸収作用を調整する流れ（サマーナ気）があり、便秘は、アパーナ気の働きが弱くなっておこると考えられています。「立位の各種アーサナ」（P.27～28）は、アパーナ気の働きを活性化させます。一方、サマーナ気の働きが悪くなると、腸の働きが不規則になります。「調気法」（P.38～39）を行い、深くリラックスすれば、サマーナ気の調子を整えることができるのです。

　便秘は、大腸の働きが弱って、固くて出にくい便になるとか、便通がほとんどない過敏性腸症候群（P.73）のひとつの症状と考えられていて、こうした症状は、生野菜や果物など、繊維分の多い食品を摂り、からだを規則的に動かし、トイレでリラックスすることなどが、特に効果的とされています。

　毎日20分間のトイレタイムを確保してください。トイレに行く前に、まずコップ2杯分のぬるま湯を飲み、「半肩逆立ちのポーズ」（P.31）をしながら「速い腹式調気法」（P.39）を行いますが、このあいだに「屍のポーズ」を入れて、1回につき40呼吸、都合3ラウンド行うようにしてください。その後に「胎児の運動」（P.23）と「駆け足」（P.22）を行って、それからゆったりとした気持ちでトイレに入ってください。

＜基礎訓練より＞
・お勧めの実習内容：強いほぐし運動、半肩逆立ちのポーズ、速い腹式調気法、食養生

糖尿病

ブドウ糖は体内のエネルギー源であり、体内細胞がその機能を果たすためにはブドウ糖が安定供給されることが大切です。私たちの血糖値を安定化させておくことは非常に重要で、血糖値が低すぎると体内細胞は死んでしまい、長期間血糖値が高すぎると、感染症にかかったり、筋肉疲労を起こしやすくなります。血糖値は、ホルモンの繊細な分泌によって安全な範囲に維持されていて、インスリンは血糖値を引き下げ、ストレス関連のホルモンはブドウ糖を分泌させます。糖尿病とは、ホルモン分泌の不具合が原因の、血糖値が危険なほど高くなってしまっている症状のことを言います。

糖尿病は2種類の型に分類されており、ひとつはインスリン依存型糖尿病で、他はインスリン非依存型糖尿病です。このうちインスリン依存型糖尿病は、膵臓の働きに欠陥があって、インスリンがじゅうぶんに造られないで起きる症状です。インスリン非依存型糖尿病は、肥満や運動不足、自己免疫疾患、遺伝的体質、ストレスなど多くの要素が原因となって生じます。

ヨーガ療法は、西洋医学の治療を助け、食事療法を行いやすくさせ、体重のコントロールもしやすくさせます。また、ストレス関連のホルモン分泌を抑え、膵臓の機能をよくして、免疫の働きも整えてくれます。インスリン非依存型糖尿病患者がヨーガ療法を実習することで、インスリンなどの薬物の量も減らしていけるはずです。ただし、インスリン依存型糖尿病患者に対しては、インスリンを完全に断つことはできません。しかしその量を減らしたり、投与量を安定化する助けにはなるでしょう。

＜基礎訓練より＞
・お勧めの実習内容：弓のポーズ、座位・ねじりのポーズ、リラクゼーション、調気法、感情の調整法

＜各種疾患とヨーガ療法より＞
・追加の実習内容：腹部の施錠法（P.74）、腹部のポンピング（下図）

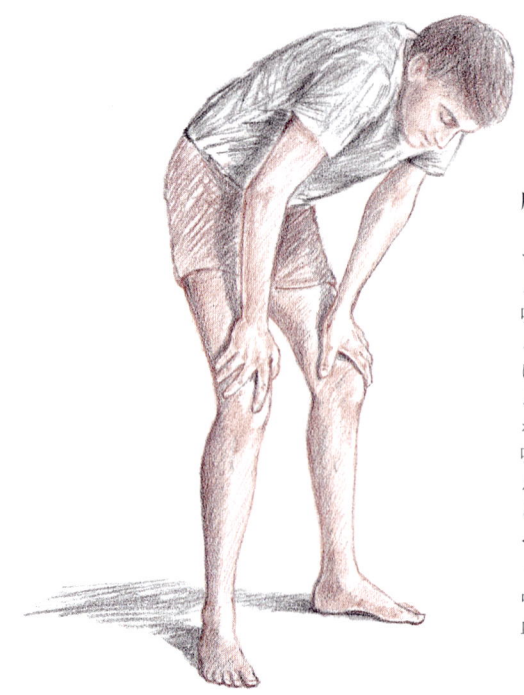

腹部のポンピング

上体を前に倒しつつ、口から完全に息を吐ききってしまう。次いで喉を狭めて息が肺に入ってこないようにする。次に、胸郭を持ち上げて擬似的に息を吸い込むようにして、腹部がからだの中に入り込むようにする。そうしておいてから、息はまだ吸わずにおいて腹部の筋肉をゆるめて腹部が外に出てくるようにする。息が苦しくなるまでこのように腹部をポンプのように出し入れして動かし、その後に息を吸い入れて呼吸を整える。以上の動きを3回くりかえす。「腹部のポンピング」は「リラクゼーション」と「腹部の施錠法」を行った後で行うようにする。

＜注意＞
・以下の患者はこの技法を行ってはいけない。月経中または妊娠中の女性、胃の炎症がひどい場合や出血している場合、高血圧や心臓病の患者。

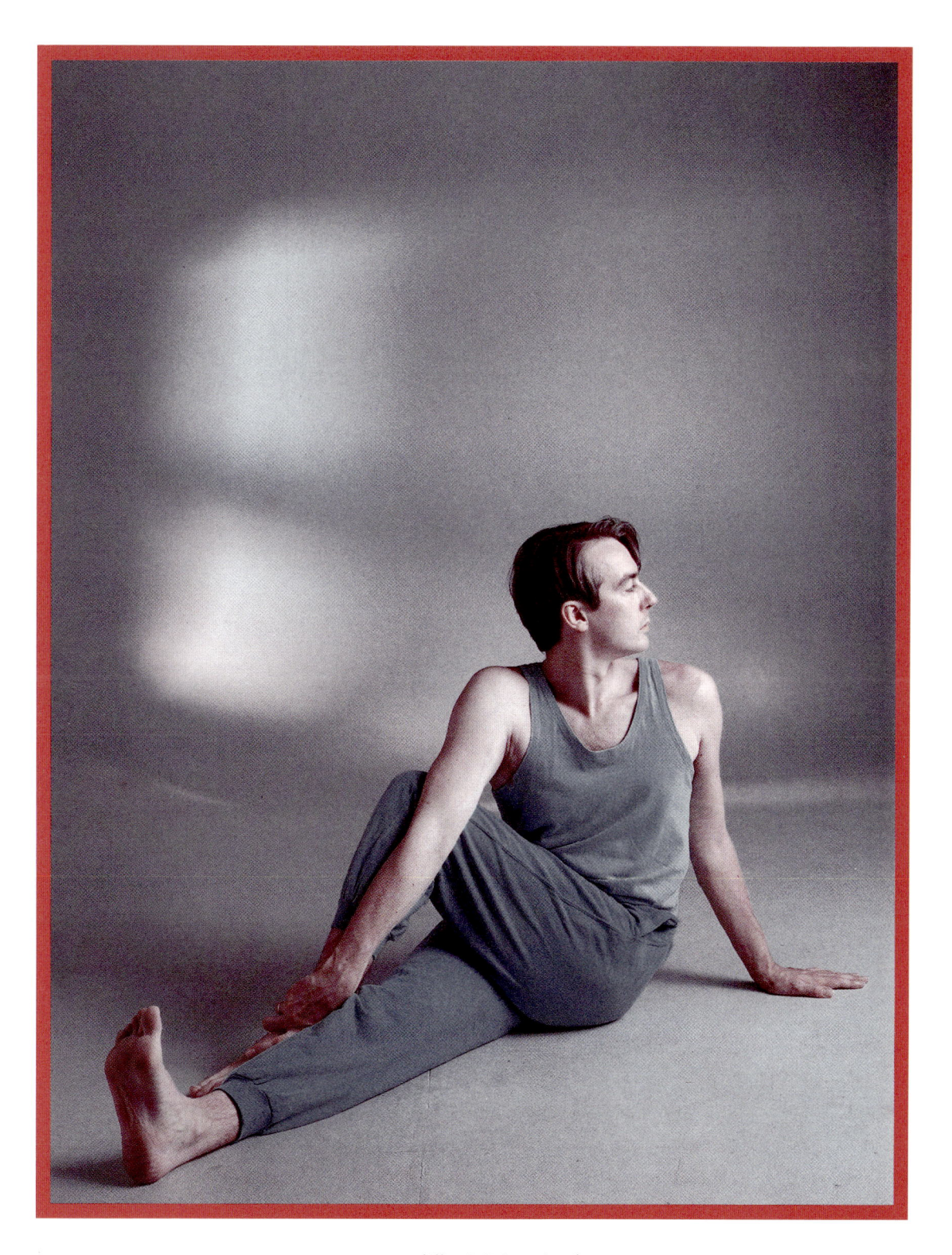

座位・ねじりのポーズ

生殖器系疾患

　生殖器系の組織は、新たな生命を誕生させる器官です。なじみが深く、不可思議でもある生殖行動を私たちが体験する時、何か奥の深い、そしてこの世を生きていく中で実にワクワクするような瞬間を感じるものです。こうした生殖の行動が私たちの全人生に影響を及ぼすのと同じように、私たちの取る態度や生き様も、生殖行動に影響を及ぼします。

　生殖器系のほとんどの病気は、心とからだが相互に強く関係することから生じます。たとえば、恐れや恨み、あるいは性行為に対する罪の意識などは、男女を問わず生殖の問題を引き起こすことになります。女性の場合は、ストレスや潜在意識次元のもろもろの欲求や、抑圧されたさまざまな感情によって、種々の月経の問題を誘発してくるものです。こうした眼に見えない原因を意識化することで、心身相関疾患を克服していけることにもなるのです。

　特にヨーガ療法は、肉体だけでなく、心をはじめ、人間のすべての次元で健康を実現させてくれます。ヨーガ療法は心の働きをゆっくりとしたものにし、内なる意識の中に隠されている思いを意識化して、自在に制御できるようになるので、否定的な思いも、健やかなものに変えてやれるようになるのです。また、肉体の健康をそこねている種々の障害も、ヨーガ療法によって取り除くことができ、自然に肉体も元気になってくるのです。

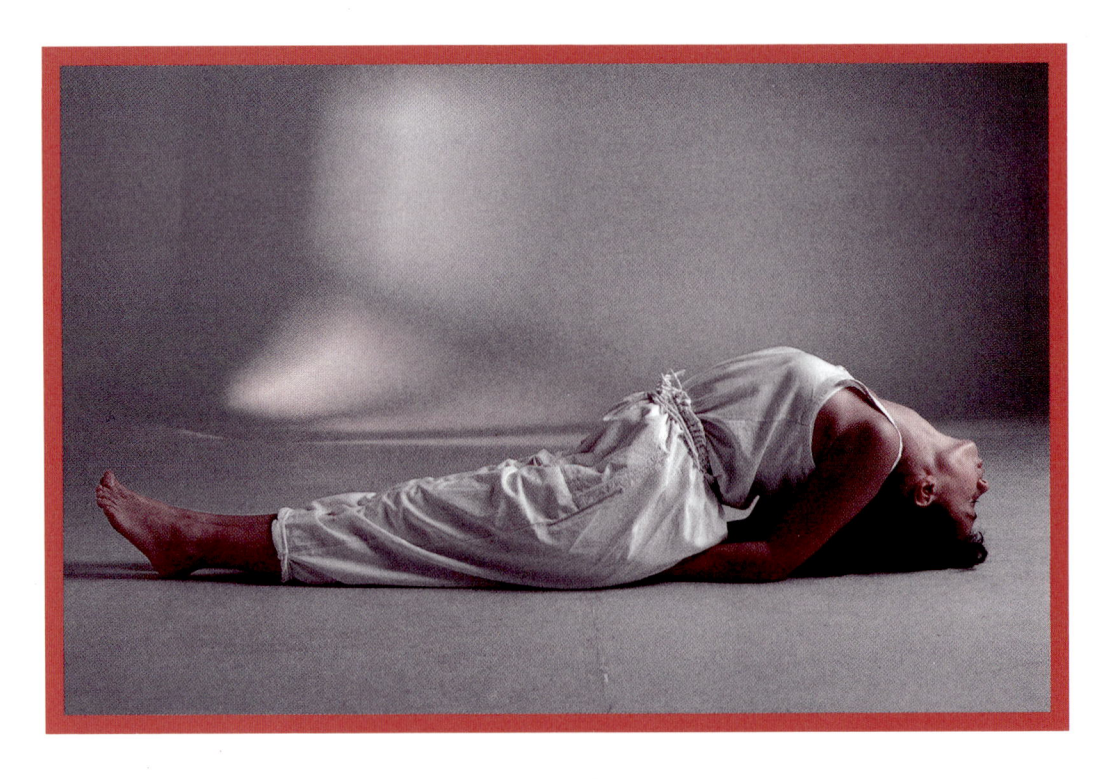

魚のポーズ

月経前症候群

　月経の前になると体調が乱れるという女性は数多くいます。こうした症状は、月経が始まる前に生じるホルモンの変化によるものであり、「月経前症候群」とか「月経前緊張」と呼ばれています。こうした不調は、ストレスによってさらに悪化させられます。ストレスはホルモンの分泌に大きな影響を与えるので、時には月経になる10日も前から心が落ち込み、不安やイライラが募り、それによって人間関係を壊してしまったり、時には自殺に至るほどのケースさえあります。ヨーガ療法ではこうした心の不安定さは、心の状態がもともと乱れているからだと考えます。心が不健全な状態にあると、強力なエネルギーがからだで破壊しかねない形で現れ、多くの病状が現れてくるのです。

　こうしたエネルギーの乱れを制御するためには、1ヶ月を通して「基礎訓練」のプログラムを実習します。月経の1週間ほど前からは、「DRT」（P.37）もプログラムに加え、1日に3回、1回につき15分間行うようにします。また、月経中に乳房が痛むような場合には、「ラクダのポーズ」（P.33）を加えます。「スキのポーズ」（P.39）や「肩逆立ちのポーズ」（P.31）は行わない方がよいと思います。頭痛もあるなら、「首のローリング」（P.83）も加えます。「弓のポーズ」（P.30）や「月のポーズ」（P.33）は避けた方がよいと思います。更年期障害の場合も「月経前症候群」とよく似ています。更年期にさしかかっているなら、「リラクゼーション」や「瞑想法」に重点をおいた、基本的な訓練から行うようにすれば、更年期障害は克服できるはずです。しかし、実習し始めの1ヶ月間は、「強いほぐし運動」（P.22〜23）は避けてください。この年代になると子宮が脆弱になり、無理な運動をすると、出血を起こしたりするからです。激しい動きはからだが慣れるに応じてプログラムの中に組み入れていくようにしてください。

＜基礎訓練より＞
・お勧めの実習内容：三角形のポーズ、弓のポーズ、半肩逆立ちのポーズ、座位の各種アーサナ、リラクゼーション、調気法、瞑想法、感情の調整法

＜各種疾患とヨーガ療法より＞
・追加の実習内容：チョウチョのポーズ（下図）

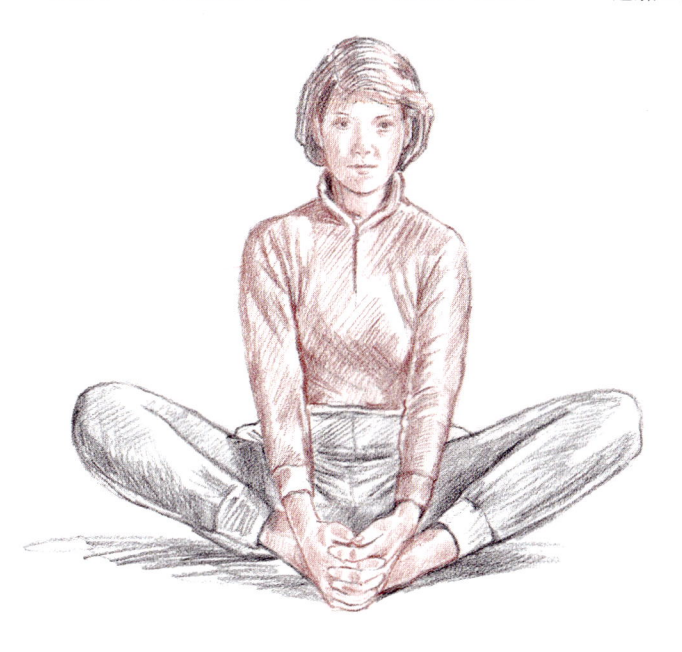

チョウチョのポーズ

　背筋を伸ばして座り、両足の土踏まずを互いに合わせ、両つま先を両手で握って両足を引き寄せて、両かかとを股間につけるようにしておく。次に、両膝を2、3回上下にゆっくり動かしてから、上体を少しずつ腰から前に倒していく。この時に、背筋はよく伸ばしたままからだを前に倒していくようにする。額が床につくか、あるいは上体を最大に前に倒し、この姿勢を2分間保ちつつ両脚のももの内側がよく伸ばされているのを感じ続ける。このあいだに息を吐く度にからだがリラックスして前により深く倒されていき、息を吸う時はその状態が保持されるのを感じるようにする。この「チョウチョのポーズ」は、「座位・ねじりのポーズ」の後に行うようにする。

月経異常

　女性の月経のサイクルは、脳内部の視床下部からの指令に従って変化する、ホルモンの繊細なフィードバック機構によって生じ、この性ホルモンの分泌量は、1ヶ月を通して常に変化し、そのため女性のからだにも変化が生じてきます。私たちが健康でからだの調子もよく、心も穏やかなら、性ホルモンの変化は規則正しくなります。それというのも、ひとつのホルモンの分泌量は他のホルモンの分泌量を決定するからです。しかし、感情的な混乱は、このホルモンのフィードバック機構の働きを阻害し、その結果、月経異常が生じるのです。

　程度の差はあるにしても、ほとんどの女性は、月経期間中にひどい不快さを感じたことがあるでしょうし、少しの痛みや不快は多くの女性が普段から体験していることです。特に若い女性の場合に多く見られ、人によっては痛みの症状がひどく、吐き気まで生じるほどです。痛みの原因はいくつか考えられますが、たとえば、ホルモンの分泌が不規則であることや、体内における子宮の位置が正常でないこと、子宮頸部が細すぎることなどです。ストレスや感情の抑圧も、こうした症状を悪化させる要因になっています。しかし、痛みの原因がまったく別の病気から生じているかもしれないので、まずは専門医の診断を仰ぐことが大切です。ヨーガ療法によって、ストレスが軽減されてホルモンの分泌が正常化され、月経による痛みや不快感が軽減され、まったく感じなくなることもあります。

　ホルモンの異常が原因のひどい出血や、不規則に何回も出血が生じる症状は、機能性出血と呼ばれています。こうした症状に対する従来の治療法は、いわゆるホルモン療法と呼ばれ、時として不快な副作用を引き起こし、子宮摘出にまで至ることもあります。ヨーガ療法の場合は、こうした危険をおかすことなく、自然な形でホルモンのバランスを再びよくすることができます。

　時として無月経は肉体的な原因で生じることもありますが、たいていの場合、感情面や、取り巻く環境が原因になっていると考えられます。激しい不安やストレス、緊張や突然の環境変化などが、脳の視床下部の働きに影響して、無月経を引き起こすということです。この視床下部の働きは大脳皮質の感情を司る部分と直接に関係しているからで、視床下部がうまく機能しなくなると、月経のサイクルに異常が生じることにもなります。スポーツ選手の過剰な練習や、不自然なダイエットによっても、こうした無月経が生じることがあります。

　ヨーガ療法を実習すれば、抑圧されている感情が解放され、ストレスからも自由になれるので、感情面での不安定さがなくなってきます。また、「チョウチョのポーズ」などの「各種アーサナ」を実習することで、骨盤部分の血行がよくなり、その結果、月経を再開するようにという指令が脳に伝えられるのです。こうして健常状態がさらによくなり、体重も正常な値に収まり、ヨーガ療法による深いリラクゼーションによって健やかな思いが強く意識化され、健全な月経周期を阻害している種々の障害が取り除かれていくのです。

　月経の期間以外は、以下に示す「基礎訓練」を少し変更したプログラムを実習してください。月経中は、「リラクゼーション」(P.37)、「片鼻調気法」(P.39)、「舌を丸める調気法」(P.39)、「発語調気法」(P.39)、「瞑想法」(P.40)、「感情の調整法」(P.41)を行うようにしてください。

＜基礎訓練より＞
・お勧めの実習内容：立位・前屈のポーズ、三角形のポーズ、月のポーズ、座位・前屈のポーズ、ディープ・リラクゼーション・テクニック（DRT）、調気法、瞑想法、感情の調整法
＜各種疾患とヨーガ療法より＞
・追加の実習内容：チョウチョのポーズ（P.79）

男性生殖器障害

　男性の生殖器には2つの機能が与えられており、そのひとつは生殖の機能であり、他のひとつは排尿の機能です。これら2つの機能とも、外界からのストレスによって影響され、老化によっても同様な影響が生じてきます。

　性行為の障害として、ストレスは主要な原因のひとつにあげられます。すなわち、早漏やインポテンツの問題は、ストレスが加えられると優しさが失われ、イメージする力も失われ、その結果、自分と性行為の相手との心の交流が阻害されてくる問題です。

　ヨーガ療法はストレスを和らげ、からだの調子を整え、体内の生気の流れも整え、前述したような問題も自然と克服できるようにしてくれます。「瞑想法」や「感情の調整法」なども、相手の立場を理解し、より良い相互関係を築くのに役立ちます。

　早漏を予防するには、性行為に移る前に「呼吸と運動の同調法」（P.20～21）を実習し、性交中であっても、自分をリラックスさせるために腹式呼吸に努めるようにするのです。インポテンツを治し、減退している性欲を再び呼び戻すには、以下に示す各種技法と共に、「心身調整法」（P.20～25）をしっかりと実習してください。不安感がぬぐえない場合は、86ページの解説をよく読んで、ストレスを緩和させたい場合は、「サイクリック・メディテーション」（P.54～55）をよく読んでください。

　老年期にはいると、男性はしばしば前立腺肥大症にかかり、膀胱からの排尿が阻害されるようになります。以下の技法は前立腺肥大の軽い症状を改善し、重い症状も「半肩逆立ちのポーズ」（P.31）や「仰臥位・チョウチョのポーズ」（下図）、熱めの湯への入浴などで改善することができます。しかし、頻尿や残尿などの症状が生じている場合は、外科的手術が必要です。

＜基礎訓練より＞
・お勧めの実習内容：三角形のポーズ、肩逆立ちのポーズ、リラクゼーション、調気法、瞑想法、感情の調整法

＜各種疾患とヨーガ療法より＞
・追加の実習内容：チョウチョのポーズ（P.79）、仰臥位・チョウチョのポーズ（下図）

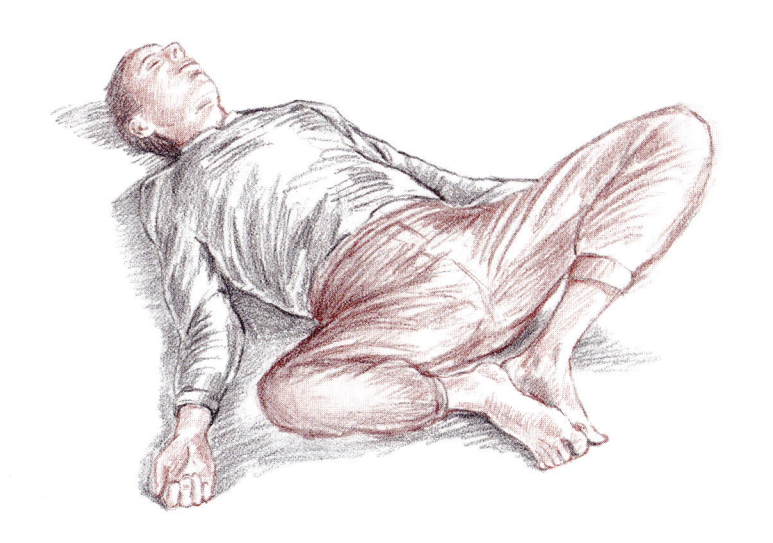

仰臥位・チョウチョのポーズ

　少し堅めの床に仰向けになり、両腕はからだの横につけておく。次に、両膝を立てて両かかとはできるだけ尻につくようにする。次いで両膝を両脇に広げるようにして、両足の裏か、またはかかとが合わさるようにする。この時両膝は脚の力をぬいておき、次いでゆっくりと両膝を床につくように下におろしていく。この両膝をおろした姿勢を少なくとも5分間は保つようにする。もしも姿勢を保つのに飽きてしまうようならば、このあいだに話をしたり活字を読んでいてもかまわない。このポーズは、生殖器まわりの細胞をリラックスさせてくれるだけでなく、活力をわき上がらせてもくれる。このポーズは、「座位・ねじりのポーズ」と「チョウチョのポーズ」を行った後で実習する。

中枢神経系疾患

　中枢神経系の働きは、からだの中で最も複雑で高度に組織化されている組織と言えます。からだの基本的な働きのすべては、この中枢神経系の働きによって調整されているので、すこしでもその働きが悪くなると、肉体的な不調として現れてくるだけでなく、精神的な疾患としても現れてきます。知性の働きや感情や意識の働かせ方が悪いと、やがてはそれが病気を引き起こす混乱を体内に生じさせるようになると言うことです。

　現代においてストレスに関連して生じる病気の原因としてよくあげられるのは、右脳と左脳をバランスよく働かせていないことです。左脳は、言語や論理的な思考を司る働きをしており、現代の科学技術の発達は、この左脳の働きにより遂げられてきているわけです。しかし他方、感性とか直感、芸術性などに関係している右脳の方は、その働きがじゅうぶんに開発されないできてしまっています。こうした左右の偏りは、心の中での不調和やストレスの原因となり、結果として肉体的な病気として現れてくることになります。

　ヨーガ療法は、組織的に組み立てられた精神科学でもあるので、たとえば緊張からくる頭痛にはじまって、精神科学的な障害に至るまで、実に多くの神経障害に対して有効に作用します。実際にこれまで解説してきたヨーガ療法技法のすべては、それらを実習することで、まず私たちの心や中枢神経系が影響を受け、その働きを整えられるので、結果として多くの心身症の病気が癒されていくことに繋がるのです。

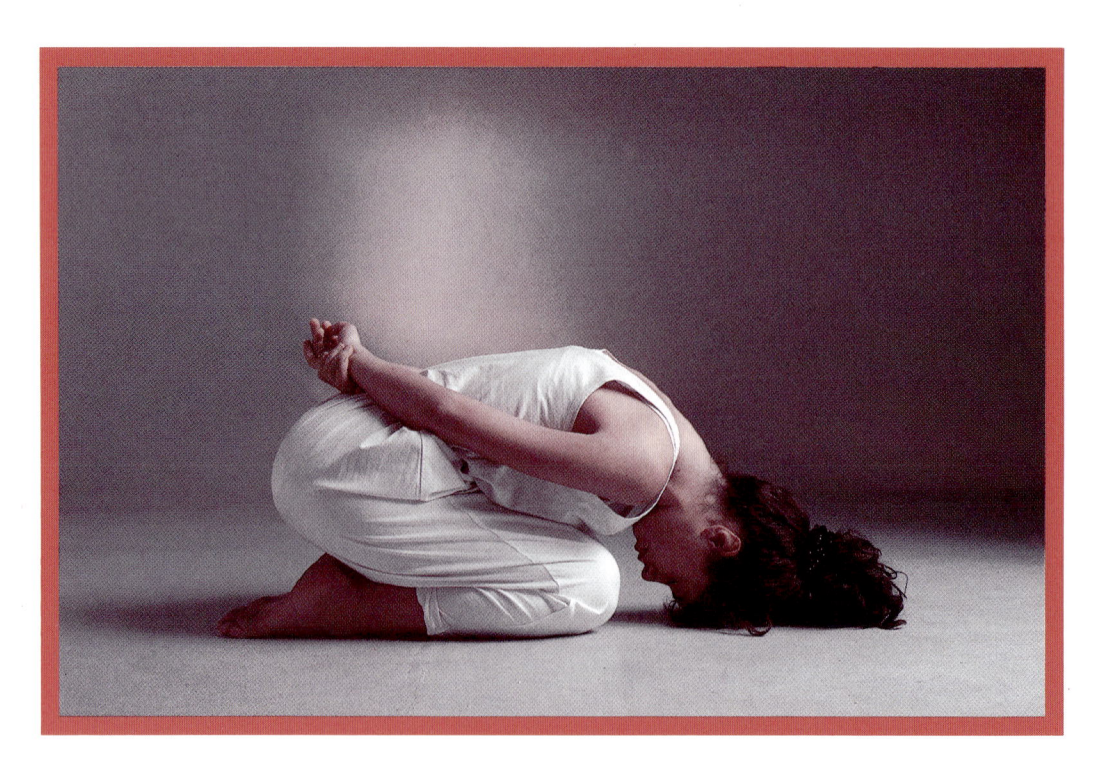

月のポーズ

頭痛

　頭痛には多くの原因がありますが、あるものは機能的な原因により、またあるものは器質的な原因であると考えています。脳腫瘍など重大な病気が原因している頭痛も考えられます。ですから、急に頭痛に見舞われたり、その痛みの程度が激しい場合は、ともかく専門医に相談してください。一方ヨーガ療法もまた、鎮痛剤に替わるものとして頭痛に効果的に働きます。

　ヨーガ療法技法の「アーサナ」はからだの働きを静かなものに変え、「調気法」は体内の不規則な生気の流れを静め、「瞑想法」は心をリラックスさせてくれます。そして、痛みと不安とがくりかえされる慢性頭痛の悪循環の輪を断ち切ってもくれるので、頭痛自体が気にならなくなり、頭痛の頻度が少なくなることもあるのです。

　緊張性頭痛は、首や頭の筋肉が絶えず収縮しているために生じる、最も一般的に見られる頭痛です。この種の頭痛は、心の葛藤が原因として考えられますが、神経の過敏な人は、生活環境が変わっただけでも、この種の頭痛を生じることがあります。片頭痛の原因はもう少し複雑で、脳への血流が原因しています。この片頭痛は、頭の一方に偏って痛みが生じ、吐き気や視覚に異常が発生したりもします。その原因として、食物アレルギーや、ある刺激を急に受けたこと、疲労や不安感などが考えられます。

　ヨーガ療法は、以上2種類の頭痛に有効であるだけでなく、眼精疲労が原因の頭痛や、副鼻腔炎、二日酔いなどが原因する頭痛にも有効です。ただしこれらの頭痛は、からだを前後に激しく曲げると頭部にかかる圧力が激しく変わりすぎるので、こうした動きは避けるようにしてください。早く頭痛を鎮めたい場合は、たとえば「鼻の洗浄法」(P.65)や、両眼に冷たいパットなどを当てておいて、「DRT」(P.37)を行ったり、「首のローリング」(下図)などを、1日に3回行うようにしてください。

＜基礎訓練より＞
・お勧めの実習内容：呼吸と運動の同調法、リラクゼーション、調気法
・禁忌：魚のポーズ、月のポーズ

＜各種疾患とヨーガ療法より＞
・追加の実習内容：首のローリング（下図）

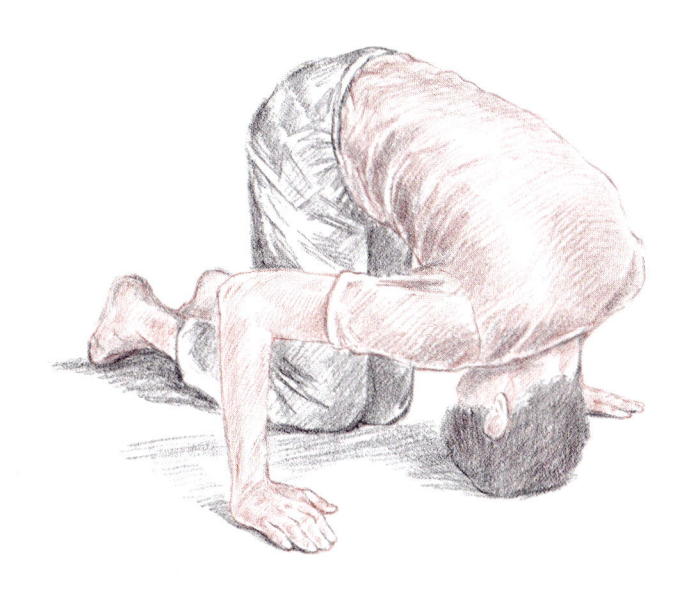

首のローリング

　図のように両膝と両手を床につけておいてから、両肘を曲げて頭頂部を床につける。次に息を吐きながらからだを前に倒していき、首のうしろが気持ちよく伸ばされているのを感じるようにする。しばらくこの姿勢を保った後に、息を吸いながらからだをうしろに引いてきて、額が床につくようにする。この運動をゆっくりと20回くりかえす。このあいだに頭と首の筋肉が伸ばされたりゆるめられたりする感覚をよく意識化する。この技法は「月のポーズ」の後に行うようにする。

＜注意事項＞
・首に痛みがあったり、頚椎に問題がある場合にはこの技法は行ってはならない。

てんかん

　私たちの各種の神経や脳は、コンピューターのように極わずかな電気信号によって作動しています。ですから、コンピューターの場合同様、電気信号が強すぎたりするとショートしてしまうことが私たちのからだの中でも起きるのです。てんかんの発作時には、実は、この電気的なショートが起きています。つまり、脳からの急激な電気の流出がからだの全神経回路にショックを与えているのが、てんかんの発作です。一時的にその人物の意識状態が変化したり、制御されていないからだの動きや言葉がそこに生じたり、その人物の外見や、声の変化などが生じることもあります。大きな発作としては、全身を硬直させて四肢や舌を痙攣させながら一時的に意識を失うことです。普通の場合は意識もすぐに戻りますが、発作が頻発したり時間が長かったりすると脳が損傷を受けて死に至ることもあります。

　てんかんの治療法は、発作を抑える薬物治療になりますが、その発作の頻度もストレスや過換気によって高まります。ヨーガ療法はてんかんの発作を抑える上で、非常に重要な役割を担えるのです。ヨーガ療法を実習することで、緊張から生じる過換気症状に陥るのを自分で制御できるようになり、発作の回数を減らすことができるのです。そうなると、薬の量も減らすことができて、薬物治療から生じる有害な影響も避けられるようになるのです。

＜基礎訓練より＞
・お勧めの実習内容：立位・後屈のポーズ、肩逆立ちのポーズ、片鼻調気法
・禁忌：猫のストレッチ、ウサギの呼吸法、速い腹式調気法
＜各種疾患とヨーガ療法より＞
・追加の実習内容：首のローリング（P.83）

多発性硬化症

　この病気の原因は、中枢神経系が攻撃されているということ以外は分かっていません。この病気は、身体の筋肉が動かせなくなり、何年にもわたって徐々に症状が進行し、失明に至ることもあります。しかも治療手段がないので、患者は悪化していく病状をただ見ているだけの状態にさせられます。ですからうつ症状が患者にとってもうひとつの問題にもなっています。

　多発性硬化症に犯された場合、ヨーガ療法を実習することで、残されている筋肉の力を利用する意欲をわき上がらせることができます。これは頭で理解する以上に重要です。この病気の患者は一生車椅子での生活を余儀なくさせられると考えがちですが、ヨーガ療法の実習を通して歩けるようになったり、以前の仕事に復帰できた患者もいます。からだを再び動けるようにさせるのは並大抵のことではありませんが、そのためには、「DRT」やゆるいほぐし運動が極めて有効です。また、定期的に「調気法」や「瞑想法」を実習することで、神経の働きを深い部分で変化させ、からだが動かなくなるのを遅くさせることもできます。そして、「瞑想法」（P.40）や「幸福とは何か？」（P.13）、「感情の調整法」（P.41）などを実習するうちに、自分の人生をあるがままに受け入れられるようになれるはずです。

＜基礎訓練より＞
・お勧めの実習内容：リラクゼーション、調気法、瞑想法、感情の調整法
＜各種疾患とヨーガ療法より＞
・追加の実習内容：ゆるいほぐし運動（P.49～51）

中枢神経系疾患

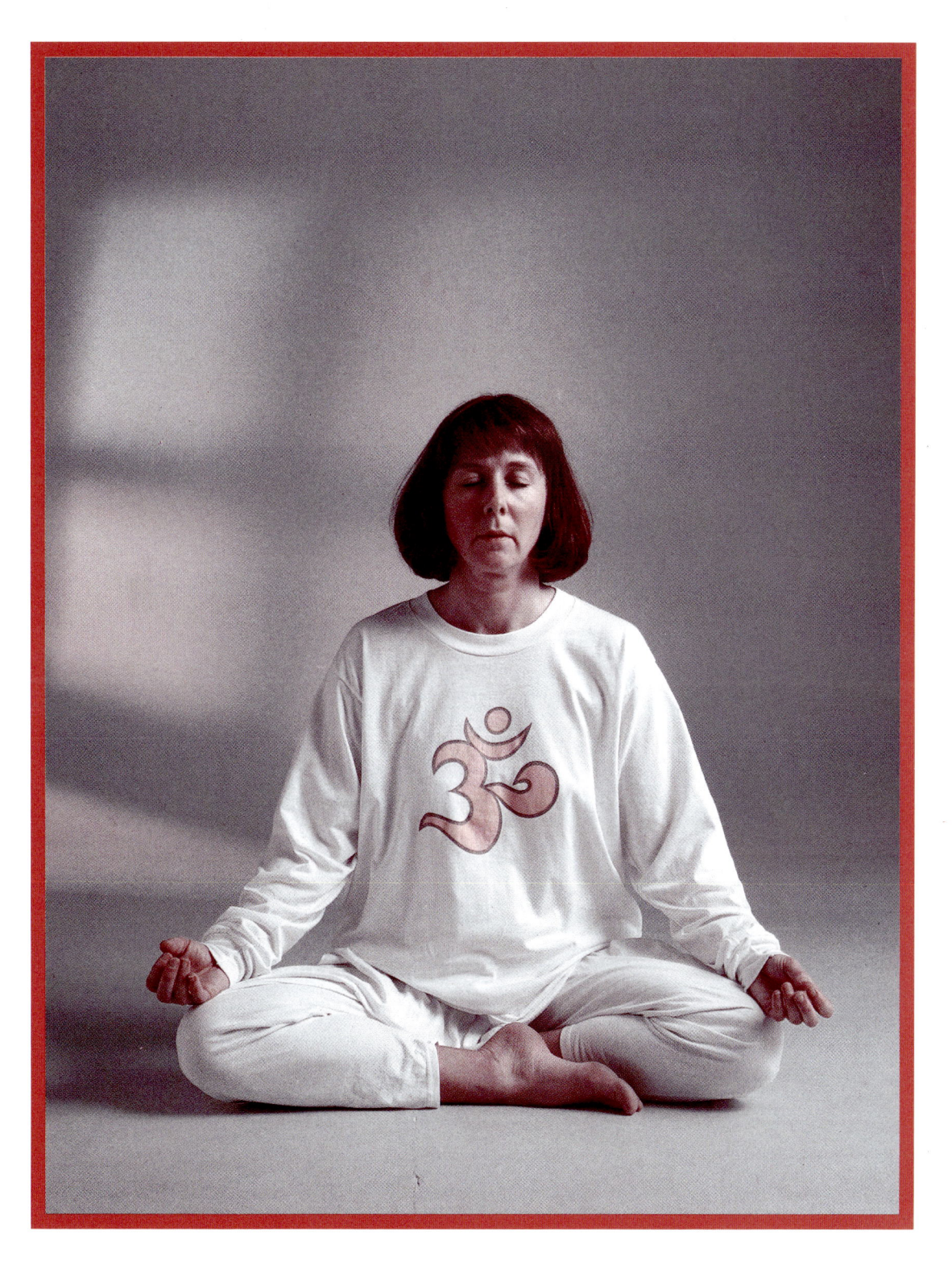

瞑想の座位

不安神経症

　不安自体は、私たちが危険なことや困難なことなどに対処して、早めに自分自身の態勢を固めようとする、極めて自然で有用な反応です。しかし、過剰に不安になることは、自由な行動を阻み、さらには不安が慢性的になると、生活の全体が常に緊張と不安に覆われたものになってしまいます。こうした状態にあると、落ち着きや集中力がなくなります。また、自律神経を過剰に刺激するので、発汗、震え、口の渇きなどの身体症状が常に生じてきます。さらには、身体内部で余分なエネルギーがわき出て、過度にしゃべり続けたり、理由もないのに泣き叫んだりします。

　しかし、毎日規則正しくヨーガ療法を実習し続ければ、不要な不安は持たずにすむようになります。ただし、そのためには何ヶ月もの実習が必要です。ヨーガ療法の実習前に落ち着かない気分になるとしたら、まず、からだをよく動かす技法を実習し、その後で「リラクゼーション」(P.37)や「調気法」(P.38～39)、または「瞑想法」(P.40)、さらには「アーサナ」(P.26～35)を行うようにしてください。「心身調整法」(P.20～25)だけを続けて何日も行えば、自分の心の働きを静め、他の技法に集中できるようになります。疲れやすい場合には、1日のうちに1回分のプログラムを2、3回に分けて行ってもかまいません。できれば、喫煙や飲酒、お茶やコーヒーなども控えてください。

＜基礎訓練より＞
・お勧めの実習内容：心身調整法、リラクゼーション、調気法、瞑想法、感情の調整法

うつ病

　誰でもが、深い悲しみや心の落ち込みを克服しなければならないことがあります。しかし、うつ病は、単純に不快な体験に対する反応とは言えません。ヨーガ療法では、うつ病は、多量のエネルギーが内心に押し込まれたままになり、そのために無気力になって、絶望状態に陥っていると考えています。この時、悲しみに常にとりこになり、睡眠も妨げられ、疲労感に襲われ、何かを楽しむ力も、働く意欲も減退してしまいます。

　この絶望感や無力感をうち消してヨーガ療法を始めることは大変なことです。しかし、始めることで次第に楽に実習を続けられるようになるはずです。それというのも、ヨーガ療法は落ち着かない心の状態を静め、押し込められたエネルギーを表に引き出せるように、心身に刺激を加えるからです。また、毎朝「鼻の洗浄法」(P.65)を行い、その後に「速い腹式調気法」(P.39)をします。また、「アーサナ」(P.26～35)を行う前には、必ず「太陽礼拝のポーズ」(P.24～25)を少なくとも3回は行ってください。そして、これらの動きは少し速めに行うようにして、別の技法に移る前に必ず「QRT」を3分間行うようにしてください。

　自分が落ち着いてきたと感じられるようになったら、ヨーガ的な生活習慣(P.43)を身につけるように努めれば、やがては将来の生活設計も思い描くことができるようになるでしょう。

＜基礎訓練より＞
・お勧めの実習内容：心身調整法、太陽礼拝のポーズ、部分調気法、速い腹式調気法、感情の調整法
・**禁忌**：瞑想法

嗜癖（しへき）

　自分自身では制御できず、しかも止めることもできない生活習慣のことを嗜癖と呼んでいます。私たちが依存しているものは、身の回りに数多くあります。たとえば、酒、タバコ、多くの薬物などですが、お茶やコーヒー、チョコレートなど普通にたしなまれているものも、嗜癖の対象になります。これらのもののうち大部分のものは、たとえ少量でもからだに悪いものだと言えます。それというのも、その習慣を止められなくなるからです。それらの嗜好品は、快感を感じさせることで依存の状態を造り出し、自分を満足させるためにさらにその嗜好品を欲しがるという、止めようとしても止まらない禁断症状が出てくるまでになります。

　ヨーガ療法を実習すれば、心の働きの速さをゆるめることができ、禁断症状を軽くして、嗜癖の悪循環を断ち切ることができるのです。さらには内心の働きを制御できるようになるので、嗜好の魅力に対抗できるようになれます。また、ヨーガ的な生活習慣を身につけることで、自信をつくり出すことができるので、いかなる出来事にも直面できるようになり、ひいては嗜癖を止める時に誰でもが感じる自己嫌悪の思いも克服できるのです。

　最初の段階では、ともかく動きのあるヨーガ療法プログラムを行ってください。「アーサナ」（P.26～35）も普通よりも早めに行うようにし、それぞれ座位や立位など種類の異なるアーサナに移る前には、必ず3、4分間の「QRT」（P.37）を行うようにしてください。「速い腹式調気法」（P.39）ができるならば、実習の前に3ラウンドは行うようにし、以上のプログラムを1日5、6回は行ないます。さらに「ヨーガ・ニードラー」（P.59）を行って、嗜癖を克服する決意表明をしっかり行うことが大切です。

＜基礎訓練より＞
・お勧めの実習内容：心身調整法、部分調気法、速い腹式調気法

＜各種疾患とヨーガ療法より＞
・追加の実習内容：数珠の瞑想法（下図）

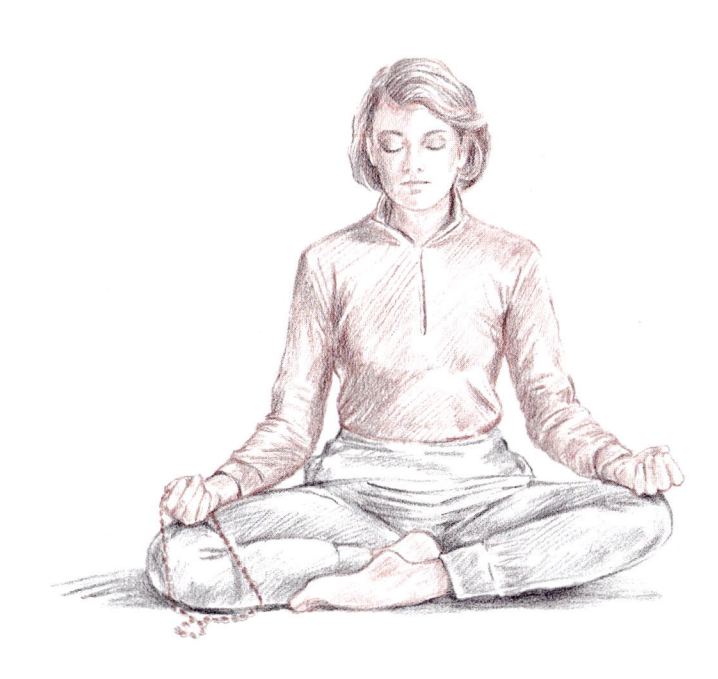

数珠の瞑想法

　108個の数珠玉からなる数珠を用意して、その一端に短い糸を結んで印としておく。図のように両眼を閉じて「瞑想の座位」（P.40）を組んで床の上に座り、利き腕で数珠を握る。たとえば"アウン"とか"かみさま"といったような自分にとってよい響きになるひとつの言葉を選び、心の中でその言葉を唱える度に数珠玉をひとつ繰るようにする。印とした糸の部分にまで戻ったならばそこで止める。途中で心を迷わすことなく、唱えている言葉を信じて、その言葉だけに集中するように努める。「瞑想法」の代わりにこの技法をよく実習する。

眼疾患

　私たちの両眼は、肉体に具わる感覚器官の中でも最も洗練された器官のひとつです。この眼には水晶体や眼筋群、それに光の受容体が具えられているので、自分の住んでいる世界はもちろん、色や動きに満ちた世界、それに無限の彼方の世界までとらえることができます。しかし一方、ストレス過多の現代社会においては、テレビやコンピューターの存在をはじめとして、時代が進むと共に、私たちの視覚器官の働きが悪くさせられてきていることも事実です。

　20世紀における科学技術の飛躍的な進歩は、私たちに多くのものをもたらしてくれましたが、現代の目まぐるしい社会変化は、私たちの眼にも無視できない悪影響を及ぼすようになっています。各種の映像を映し出すスクリーンや、環境汚染、それにストレスが私たちの眼を疲労させているのです。こうした事々が、近視や遠視、乱視という屈折異常を生じさせ、その他にも緑内障やアレルギー性の炎症を生じさせるのです。

　しかし、私たちはそうしたもろもろの眼疾患をまったく防げないわけではありません。意識して眼の状態に心を配れば、眼の疲労を防ぐことも可能ですし、眼の機能障害を最小限度に抑えることもできるのです。ヨーガ療法技法では、眼に対する特別な運動法と共に、からだに対する一般的なヨーガ療法技法も実習することで、自分で自分の眼のホリスティックな健やかさを取り戻すことも可能です。そうすることで、それ以上の眼の悪化を止めて、眼の機能障害を少しずつ良くしていくこともできるのです。

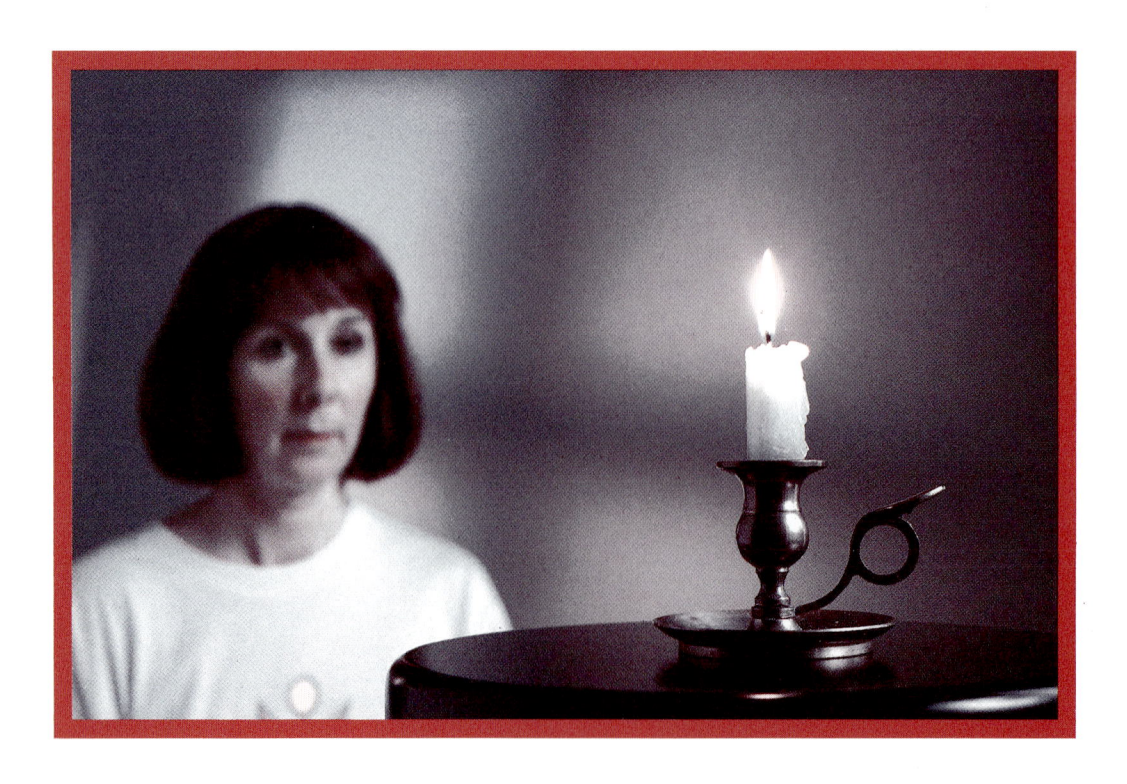

ローソクの注視法

眼機能障害

　眼機能障害に対する主な技法はリラクゼーションです。眼の筋肉も、からだの他の部分で働く筋肉と同様に、ストレスに反応して慢性的に過緊張状態に陥ります。ストレスによって眼が疲労の状態になってくると、眼は多くの機能障害を引き起こします。つまり、眼の筋肉群が過度に緊張し続けていることから、焦点が合わせにくくなり、眼球の形が変形してくるのです。こうした状況下では、その他の眼の機能障害（P.88）も悪化させられます。

　ヨーガ療法のリラクゼーションと「眼の運動」は、眼の疲労を取り去って、眼の筋肉に力をわき上がらせます。また、首に関係するアーサナや頭部の血圧を変化させるアーサナは、眼の緊張を取り去り、「鼻の浄化法」など各種浄化法は、副鼻腔に加えられている圧迫を取り去るのです。「パーミング」（P.90）や「ローソクの注視法」（P.90）は、眼に刺激を加えると共にリラックスさせ、同時に心の乱れを収めます。「フォーカシング運動」（P.90～91）は、眼の働きを鍛えて、焦点を合わせやすくします。日頃から長く読書したり、コンピューターのディスプレイを見つめていることが多い場合には、この種の運動は大いに助けとなります。「焦点外し法」（P.91）は、視覚の意識化だけでなく心の意識化の幅も広げてくれます。

　眼の屈折異常を改善させるには、以下の技法を1日何回でも行えばよいのです。読書している時でも、からだをリラックスさせておく。また、音のやかましい部屋の中にいたりディスプレイを見つめ続けている場合でも、眼鏡を外して小さなものに焦点を合わせる。つまり、いくつかの活字や文字に焦点を合わせてから「パーミング」をして眼を休ませることをくりかえします。そして、時々は「回想と無心さ」（P.41）の技法もくりかえして行ってください。

　「眼の洗浄法」（P.91）と「鼻の洗浄法」（P.65）とは、いずれの眼機能障害に対しても、朝晩行うようにします。眼を瞬きさせたり、眼をそらせたり、「パーミング」をしたり、眼を洗浄したりするのは、眼から緊張感を取り去ってくれます。もしも眼の機能障害だけを良くしたいならば、下図の「眼のための特別セッション」から「基礎訓練」に関係する技法を取り除いて行ってください。その際には眼鏡は外してください。また、白内障を患っている場合は、「眼の洗浄法」をしっかりと行ってください。それから、網膜剥離を起こす危険性のある人は、からだの上下を逆転させるアーサナは行わないようにしてください。

眼のための特別セッション

技法	ページ	時間
1. ローソクの注視法	90	10分
2. フォーカシング運動	90-1	10分
3. 強制・片鼻調気法	70	2分
4. 立位・前屈のポーズ	27	3分
5. 立位・後屈のポーズ	28	2分
6. 月のポーズ	33	3分
7. ワニのポーズ	30	2分
8. コブラのポーズ	29	2分
9. ディープ・リラクゼーション・テクニック	37	5分
10. 片鼻調気法	39	3分
11. 舌を丸める調気法	39	2分
12. 発語調気法	39	2分

ローソクの注視法

床の上に背筋を伸ばして座る。眼の高さに眼から1mほど離してローソクかオイルランプを置き、瞬きをしないで10秒間この炎全体をゆったりとした心で見つめる。その後で「パーミング」を行って、両眼を閉じて30秒間、炎の残存印象に集中する。次に、左右の片眼で炎をそれぞれ注視し、さらには両眼で炎を見つめるが、それぞれの時にからだ全体を左右にゆっくりと動かしながら炎を見続ける。以上の注視法を3ラウンド行うが、1ラウンド目の注視時間は10秒、2ラウンド目は20秒、3ラウンド目は30秒間、炎を注視しながらからだを左右に動かす。注視の時間を1週間に10秒ずつ長くしていき、最終的には3分のあいだ、炎を注視できるようにする。眼を過度に緊張させないために、片眼や両眼での注視が終わる度に必ず「パーミング」を行う。この間に眼がチクチクしても、気にせずにこの注視法を続けるようにする。炎を安定して見つめられるようになれば、私たちの心も集中力がついたわけである。

パーミング

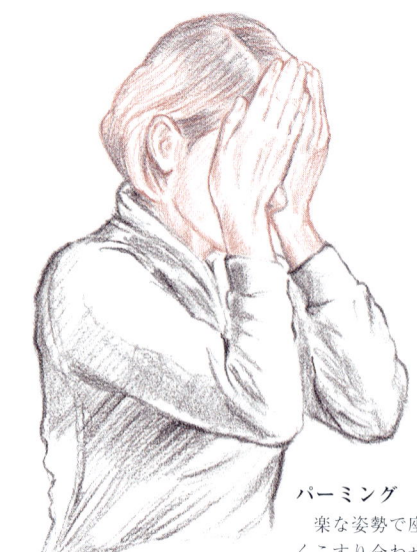

楽な姿勢で座り、両手のひらを勢いよくこすり合わせる。その後、閉じた両眼の上にこの手のひらをかぶせて、光が眼に届かないようにする。この時両肘を机の上につくか、両膝で両肘を支えるかしながら、少し頭は前に傾けつつ20秒間、からだ全体をリラックスさせる。このあいだに、炎の残存印象か何かわき上がってくるイメージに意識を向ける。この「パーミング」を始める前に両手が冷たい場合には、お湯で手のひらを暖めておく。「パーミング」は日中の眼精疲労や注視法から生じる眼の疲れを取り去ってくれる。

フォーカシング運動

以下に示す4種類の運動は私たちの眼の筋肉の運動である。眼の筋肉を運動させることは、重量挙げの選手がいつも重量物を持ち上げる訓練を欠かさないのと同じことであり、この種の運動によって眼の筋肉に力がつき、焦点を合わせる力がついてくるのである。

1 センター注視法

右手の人差し指で眉間に触れて、触れている感覚を意識化する。次に眉間からゆっくりと人差し指を離していき、右腕が完全に伸びきるまで真っ直ぐに人差し指を動かしていくが、そのあいだは人差し指の真ん中の部分を注視し続ける。右手を伸ばしきったならばそのまま数秒間静止し、再び人差し指を眉間に向けてもどしてくる。その後で「パーミング」を行い、次は鼻の先から人差し指を動かしてもどすようにする。その後「パーミング」をしてから、2に移る。

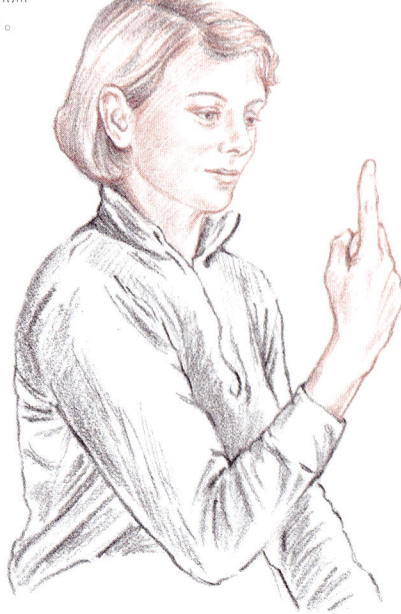

2　肩の注視法

　右手の親指を立て右腕をからだの前に伸ばし、親指の中心を注視する。右腕を床から水平のままにゆっくりと右に動かすと共に、親指を注視し続ける。顔を動かさなくとも右親指を見つめていられる位置まで右腕を広げ、その位置で30秒間親指を注視してから、再びゆっくりと元のからだの前まで右腕をもどす。ここで「パーミング」を行い、左腕でもこの注視法を行い、「パーミング」をしてから次の3に移る。

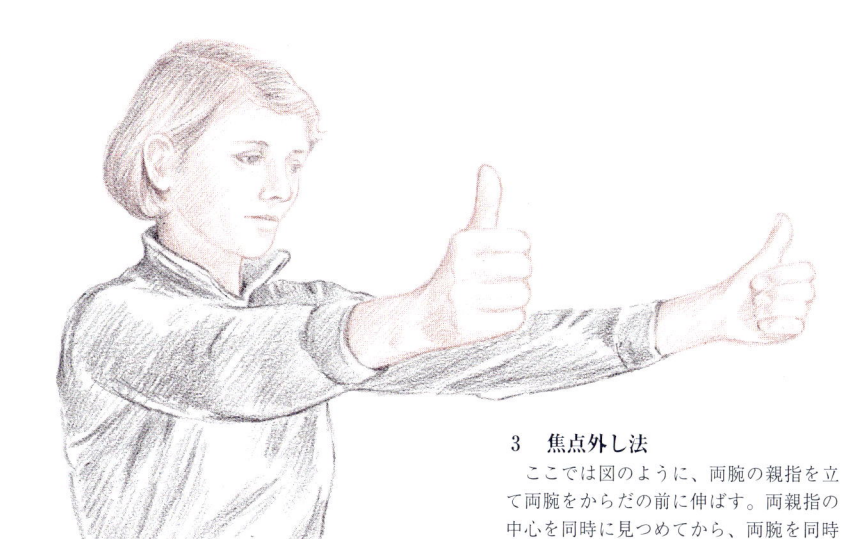

3　焦点外し法

　ここでは図のように、両腕の親指を立て両腕をからだの前に伸ばす。両親指の中心を同時に見つめてから、両腕を同時に左右方向に床と水平に広げていく。このあいだも頭を動かさずに両眼で両親指を注視し続ける。両眼で追える範囲まで両腕を広げきり、この場所で1分間親指を注視し続け、その後に再び両腕をからだの前にもどしてくる。次に「パーミング」をしてから、4に移る。

4　上下の注視法

　図のように、右人差し指を左に向けて右腕をからだの前に伸ばす。次に、この右腕をゆっくりと上下させてつつ右人差し指の中心を注視し続けるが、頭は動かさないようにする。視界から消える直前まで右腕を上下させ、そこで30秒間右人差し指を注視し続ける。上下1回ずつ終わったら「パーミング」を行う。この動きを5ラウンド行い、最後に1分間の「パーミング」を行う。

眼の洗浄法

　この洗浄法は、眼の神経や副鼻腔に働きかけるヨーガ療法である。まず、両眼に冷水をよくかける。次いで、アイカップに水を入れ、右眼にアイカップを当て頭をうしろに倒す。その姿勢で、右眼をアイカップの中で開き、眼を左右にグルグルとまわす。次いで、左眼でも同じ動きを行う。白内障を患う者は、少なくとも1回の洗浄時につき片眼を2回は洗浄し、1日に3回(それぞれ朝食、昼食、夕食前)は行うようにする。

索 引

[あ行]
アイカップ 91
アーサナ 6,17,26,29,36,42,56,58,65,67,71, 80,83,86-87,89
足首まわし 51
アパーナ気 73,75
アレルギー疾患 64
アレルギー性の炎症 88
アレルギー性鼻炎 64-65
アレルギー反応 65-67,70
アレルギー誘発物質（アレルゲン） 65-67
暗性優位 42
胃酸過多 33,74
意識化 13,20-21,26,33,37,41-42,47,53-55, 59,69,75,78,80,83,89-90
意思鞘 10-12,14
イメージ 59,81,90
飲酒 59,86
インスタント・リラクゼーション・テクニック(IRT) 23-24,36,53-54
インスリン 76
インスリン依存型糖尿病 76
インスリン非依存型糖尿病 76
インポテンツ 81
ウイルス 59
ウサギの呼吸法 20-21,84
ウダーナ気 73,75
うつ症状 84
うつ病 86
うつ伏せの各種アーサナ 17,27,29,61
右脳 82
運動不足 52,60,73-74,76
運動療法 73
エイズ 59
炎症 33,47-48,66,70,74,76,88

[か行]
回想 41,89
潰瘍性大腸炎 73
過換気 84
化学療法 59
可逆的反応 66
駆け足 22,52,62,65,67,70,75
風邪 70
片脚上げ 21,47-48,52,58,60
肩逆立ちのポーズ 31-32,47,58,62-63,67,81,84
肩の注視法 91
片鼻調気法 39,47,67,70,74,80,84,89
過敏性腸症候群 73,75

過敏性肺臓炎 71
過敏反応 64-65,67
体の前後曲げ 22,52,68-69
体のねじり 22-23,47,52
体の横曲げ 22,52
勧戒 43
歓喜鞘 10-13
感情の調整法 6,11,17,41,47-48 61,67, 73-74,76,79-81,84,86
感性 9,43,59,64,67,82
関節炎 48
感染症 45,47,64,66,70-71,76
癌 59,73
眼機能障害 89
眼疾患 7,88
眼精疲労 83,89-90
ガンディー翁 43
気管支炎 64
気管支拡張 71
気管支拡張剤 66
気管支喘息 5,64
気管支の痙攣 68
器質性疾患 45
器質的な原因 83
基礎訓練 6,14-15,17,45,47-48,52-54,56,58, 61-62,65,67,70-71,73-76,79-81, 83-84,86-87,89
喫煙 53,59-61,64,71,86
機能 9,38,45,64,66-67,71,73,76,80-81
機能性疾患 45
機能性出血 80
機能的な原因 83
木の呼吸法 20
逆転・屍のポーズ 56,58,62
逆転の各種アーサナ 27,31,61-62,67
狭心症 61
強制・片鼻調気法 17,65,70,89
仰臥位・チョウチョのポーズ 81
仰臥位・ねじりのポーズ 47
仰臥位・両脚上げ 21,58
強直性脊椎炎 48
禁戒 43
緊張性頭痛 83
クイック・リラクゼーション・テクニック(QRT) 36-37,53,55-56,86-87
首の前後曲げ運動 49
首の横倒しと肩の上下運動 49
首の横向き運動 49
首のローリング 79,83-84
頸椎 83

痙攣 46-47,68,84
月経 31,38,47,62,68,70,74,76,78-80
月経異常 80
月経前緊張 79
月経前症候群 79
血圧 33,54-55,60-62,89
決意 41,59
決意表明 59,87
血栓 61-62
血栓症 27,31
血糖値 61,76
下痢 73
交感神経 61,66
高血圧 22,24,29,31,38,61,68,70,74,76
高コレステロール 60
甲状腺機能亢進症 31
更年期 22,79-80
更年期障害 79
幸福とは何か 13,61,67,84
股関節 48
呼吸器系疾患 7,64
呼吸と運動の同調法 20,61-62,65,67,81,83
五十肩 49
こぶしの開閉運動 50
コブラのポーズ 29,47,67,89
コレステロール値 61
コンピューター 84,88-89

[さ行]
サイクリック・メディテーション 53-54,61,81
座位・仰向けのポーズ 34,67
座位・首の前後曲げ 68
座位・前屈のポーズ 33-34,67,80
座位・ねじりのポーズ 33-34,47,76-77,79,81
座位の各種アーサナ 27,33,74,79
魚のポーズ 31-32,47,62,67,78,83
左脳 82
サマーナ気 73,75
サルコイドーシス 71
三角形のポーズ 28,67,79-81
残尿 81
屍のポーズ 30,36-37,55,69,75
時差ボケ 53
痔疾 22,75
視床下部 73,80
舌を丸める調気法 39,80,89
失明 76,84
自分の心を制御する技法 9

92

嗜癖　87
社会生活　9
シュリ・オーロビンド師　9
数珠の瞑想法　87
循環器系疾患　7,60
純粋意識　13
焦点外し法　89,91
消化器系疾患　7,72
食習慣　58,71-72
食物アレルギー　73,83
食物鞘　10,12,14
食養生　6,42,74-75
上下の注視法　91
上体上げ　52
静脈血栓症　29,33
静脈瘤　22,24,62
自律神経　67,72-73,86
心筋　60-61
心筋梗塞　60
真菌症　71
神経障害　82
心身相関疾患　9,11,73,78
心身調整法　6,17,20,58,67,70,81,86-87
心臓疾患　29,61
心臓発作　61,76
心拍数　60
睡眠薬　56
スキのポーズ　31-32,46,47,52,58,62,79
頭痛　43,49,70,79,82-83
ストレス　9,10,14,46-48,53,56,59-61,
　　　　64,70,72-74,76,78-82,84,88-89
ストレス過多　46,53,60,88
ストレス関連　48,73,76
ストレス起因　45-46
ストレス反応　53
生活習慣（ライフスタイル）　6,9,42,
　　　　48,53,59-61,64,71,86-87
生気鞘　10,12,14
正座　21,33-34,37-38,40,55,68
生殖器　80-81
生殖器系疾患　7,78
精神安定剤　56
性ホルモン　80
西洋医学　9,11,14-15,66,76
生理現象　11
生理的　9
脊椎関節　48
脊椎すべり症　47
背筋（せすじ）　24-25,27,29,31,33-34,
　　　　38,40,49,50,68,79,90
摂食障害　46,73
全身性疾患　7,46
善性優位　42
ぜん息　5,66-67
センター注視法　90

前立腺肥大症　81
早漏　81

[た行]
胎児の運動　23,47-48,52,75
体内時計　53
太陽礼拝のポーズ　18,24,47,52,61-62,74,86
多発性硬化症　84
男性生殖器障害　81
中枢神経系　82,84
中枢神経系疾患　7,82
チェアー・ブリージング　64,67-68
調気法　6,14,17,33,38,40,42,56,61-62,67,
　　　　70-71,73,75-76,79-81,83-84,86
チョウチョのポーズ　67,79-81
鎮痛剤　83
椎間板　22,31
月の呼吸法　68
月のポーズ　33,55,61,79-80,82-83,89
つま先の運動　51
強いほぐし運動　22,47,49,61-62,71,
　　　　74-75,79
低血糖症　43
ディープ・リラクゼーション・テクニック(DRT)　17,36-37,54-56,59,69-70,73,
　　　　79-80,83-84,89
手首の上下運動　50
手首まわし　50
てんかん　20,38,70,84
糖尿病　5,60,76
導管　10
動性優位　42
動脈壁　61

[な行]
二極の対立感情　59
人間五蔵説　11-12
妊娠中　17,74,76
猫のストレッチ　20-21,47,84
脳溢血　76
脳腫瘍　83
脳内出血　61
膿瘍　71

[は行]
パーミング　89-91
肺気腫　71
背筋　29
背筋群　47
肺結核　71
排尿　81
肺胞　66,71
バガヴァッド・ギーター　9-10
白内障　89,91

橋のポーズ　32
パタンジャリ　10
発癌因子　59
発語調気法　39,70,80,89
バッタのポーズ　29,47,61
鼻の洗浄法　65,70,83,86,89
凍い腹式調気法　17,38-39,48,52,61,65,
　　　　67,70,75,84,86-87
半肩逆立ちのポーズ　31-32,52,58,62,73,
　　　　75,79,81
半ラクダのポーズ　55
膝関節　48
膝の曲げ伸ばし　51
肘の曲げ伸ばし　51
肥満　58,60-61,76
肥満患者　31
頻尿　81
不安神経症　86
フォーカシング運動　89,90
副交感神経　66-67,74
副鼻腔　70,89,91
副鼻腔炎　70,83
腹部の手術　38,52
腹部の施錠法　17,47,52,74-76
腹部のポンピング　17,52,75-76
腹壁ヘルニア　52
不随意神経　66
二日酔い　83
不眠症　46,48,56,79
部分調気法　38,52,67,70,86-87
プラーナ　10-11,37-38,73,75
プラーナーヤーマ　17,38
ヘルニア　22,24,29,33,52,58
変形性関節症　48
片頭痛　83
便秘　52,59,73,75
放射線治療　59
防御反応　47
暴力　43
ほぐし運動　36
干し草アレルギー　66
ホリスティック　10,15,53,74,83,88
ホリスティック医学　5
ホルモン　76,79-80
ホルモン異常　58
ホルモン療法　80

[ま行]
マッサージ効果　67
慢性関節リウマ　5,48
慢性気管支炎　71
慢性的ストレス　9
慢性肺疾患　71
慢性疲労　14,48,56
無気力　86

93

無月経　80
無心さ　13,41,89
無智（アディ）　11,13
ムチン　74
迷走神経　74
瞑想の座位　40,85,87
瞑想法　6,11,14,17,40,42,47-48,53-54,56,61,
　　　　67,73,79-81,83-84,86-87
眼の運動　89
眼の機能障害　88-89
眼の洗浄法　89,91
眼のための特別セッション　89
免疫　76
免疫機能　71,73
免疫系　46,48,64
免疫細胞　59
免疫不全　46
免疫抑制剤　66

免疫力　70-71
網膜剥離　89

[や行]
薬物中毒　59
弓のポーズ　29-30,61,67,72,76,79
ゆるいほぐし運動　48-49,84
ヨーガと健康　10
ヨーガ・ニードラー　37,41,59,70,87
腰痛　22,24,29,33,47,58

[ら行]
ラクダのポーズ　33,52,55,79
リウマチ　46,48
理智鞘　10,12
立位・首の前後曲げ運動　69
立位・後屈のポーズ　28,35,54-55,84,89
立位・前屈のポーズ　27,54,57,80,89

立位・体側伸ばし　27,54
立位の各種アーサナ　27,74-75
両脚上げ　52,58
両腕伸ばしの呼吸法　20,56
両腕広げの呼吸法　20,56
緑内障　22,27,31,68,88
リラクゼーション　6,14,17,36-37,48,53,56,
　　　　　　　　58,61,73-74,76,79-81,
　　　　　　　　83-84,86,89
裂孔　52
老化　5,48,61,81
老化現象　61
ローソクの注視法　88-90

[わ行]
ワニのポーズ　30,89

A Gaia Original

ガイア・ブックスの本は、
"自給自足に生きる地球"というガイアの視点を重んじ、
読者の皆さまが個人と地球のより良い調和の中で暮らす
ためのお手伝いをします。

Written by	Dr R Nagarathna
	Dr H R Nagendra
	Dr Robin Monro
Editorial	Eve Webster
Design	Helen Spencer
Illustrations	Sheilagh Noble
Photography	Fausto Dorelli
Direction	Jonathan Hilton
	Joss Pearson
	Patrick Nugent

©1990 by Gaia Books Limited
All rights reserved including the right of
reproduction in whole or in part any form.

謝辞

著者は、本書に著されているヨーガ療法理論と治療法を確立する上で、種々の貢献をして下さったスワミ・ヴィヴェーカナンダ・ヨーガ研究財団の職員諸子にまず、感謝いたします。また、本書の編集に貢献して下さったジョン・ブラックウッド氏とヨーガ療法の技法について多くの助言を賜ったジェニー・エルストン氏にもここに感謝を表します。

ガイア・ブックス社は、この本の出版にあたってご協力をいただいた以下の方々に、感謝します。
Dr. David Clark, Nancy Ford-Kohne, Lesley Gilbert 他。

インフォメーション
＜ヨーガ療法士を探す＞

読者の皆様には本書を読むのに加えて、きちんとしたヨーガ療法士の指導も受けるようにしてください。アーサナが教えられるだけでプラーナーヤーマや瞑想法の指導はできかねるヨーガ指導者もいるので、信頼できるヨーガ療法士を探し出してください。また、ヨーガ療法を実習する前には必ず主治医に相談してください。

以下に記すヨーガ団体は、最新の研究情報や本書に記されている以外の、高度なヨーガ療法技法に関する指導はもちろん、読者の皆様方の近くにあるヨーガ療法関連施設やヨーガ療法士の情報も教えてくれます。

＜インドのヨーガ療法関連施設＞
Vivekananda Yoga Anusandhana Samsthana（VYASA）
HQ: Prashanti Kutiram 19, Eknath Bhavan Gavipuram Circle
K.G. Nagar
Bangalore 560019

＜イギリスのヨーガ療法関連施設＞
Yoga Therapy Centre
90-92 Pentonville Road (entrance on Penton St.)
Islington London N1 9HS
E-mail
enquiries.yogatherapy@virgin.net www.yogatherapy.org

＜日本国内のヨーガ療法関連情報センター＞
日本ヨーガ療法学会
　〒683-0842 鳥取県米子市三本松 1-2-24
　Tel：0859-32-1557　Fax：0859-22-1446
　E-mail：yniketan@nifty.com

日本マタニティ・ヨーガ協会
　〒175-0091 東京都板橋区三園 1-2-7
　Tel：03-3979-4688　Fax：03-3977-5026
　E-mail：mata@yoga.club.ne.jp

＜定期刊行物＞
月刊「ヨーガの森」　日本ヨーガ・ニケタン発行
季刊「マタニティ・ヨーガ研究」　日本マタニティ・ヨーガ協会
季刊「シャーンティ・マールガ」　日本アーユルヴェーダ学会

＜日本国内発行のヨーガ療法関連書籍＞
「ヨーガ・セラピー」　春秋社　山田久仁子訳

「ヨーガ医学大要」
「魂の科学」
「実践ヨーガ大全」
「真理への解放」
「科学で解く・バガヴァッド・ギーター」　以上、たま出版　木村慧心訳

「妊婦のためのヨーガ」　メディカ出版　森田俊一著

「自然出産とマタニティ・ヨーガ」　メディカ出版　九島璋二、森田俊一、森佐知子　共著

「お母さんと子どものヨーガ」　東方出版　野坂見智代著

「プラーナーヤーマの秘密」
「YOGA」
「現代医学の新しい展望」
以上、日本ヴィヴェーカナンダ・ヨーガ研究財団発行

「ギャーナ・ヨーガ」
「バクティ・ヨーガ」
「カルマ・ヨーガ」
「ラージャ・ヨーガ」　以上、日本ヴェーダーンタ協会発行

「やさしいアーユルヴェーダ」　PHP研究所　上馬場和夫著

その他のヨーガ療法専門書に関しては日本ヨーガ療法学会事務局にお問い合わせ下さい

産調出版の関連書籍

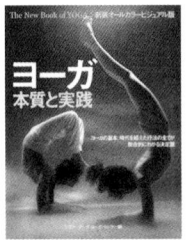

ヨーガ 本質と実践
新装オールカラービジュアル版

心とからだと魂のバランスを保ち
自然治癒力を高める

わかりやすい指示と信頼できる教義解説で、時代を超えたヨーガの行法のすべてがわかります。どなたにも刺激になる一冊です。

シヴァーナンダ・ヨーガ・センター 編
ルーシー・リデル 著

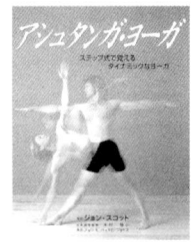

本体価格3,100円

アシュタンガ・ヨーガ
身体を引き締める
アクティブなヨーガ

柔軟性を高め、心と体を鍛え、集中力を高めるアクティブなヨーガ。ステップごとに豊富な写真を添えダイナミックでバランスのとれた動きと呼吸法を解説。

ジョン・スコット 著
木村慧心 日本語版監修

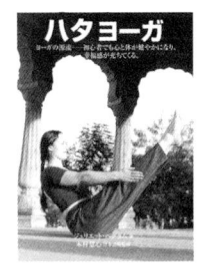

本体価格2,600円

ハタヨーガ
ヨーガの源流―初心者でも心と体が健やかになり、幸福感が充ちてくる

伝統的でありながら最も広く現代人に受け入れられているハタヨーガは、体の動きと深い呼吸を組み合わせた最初の行法で、心身症の予防や治療にも有効。

ジュリエット・ペグラム 著
木村慧心 日本語版監修

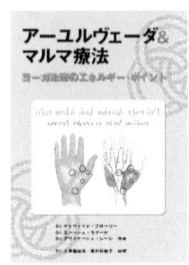

本体価格2,200円

アーユルヴェーダ＆マルマ療法
ヨーガ治療のエネルギー・ポイント

マルマとは、アーユルヴェーダ独特の体のエネルギーポイント（ツボ）。マルマはヨーガのチャクラとナーディにつながっていて、心身のバランスをとるのに用いられる。ヨーガなど自然療法を学ぶ人、必携の一冊！

Dr.デイヴィッド・フローリー 他著
Dr.上馬場和夫／西川眞知子 監訳

本体価格2,800円

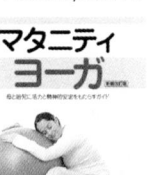

ベビーヨーガ
赤ちゃんとお母さん、お父さんの
健康的コミュニケーション

ベビーヨーガで、赤ちゃんの疝痛を和らげ、泣いている子を落ち着かせ、良い睡眠を導きます。さらに赤ちゃんとの愛情の絆を深め、あなたの体型も元にもどります。

フランソワーズ・バービラ・フリードマン 著
九島璋二 日本語版監修

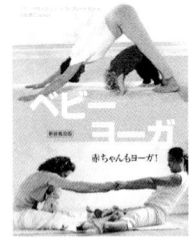

本体価格2,400円

マタニティ・ヨーガ
赤ちゃんとお母さんに
健康と幸せをもたらすガイド

妊娠最初の3ヶ月間から出産後数週間までをカバーした、初のオールカラーのヨーガ・ガイドブック。ヨーガのベテランだけでなく初心者でもOK。あなたと赤ちゃんの幸せを促進する安全なポーズを多数紹介。

ウェンディ・ティーズディル 著
木村慧心 日本語版監修

本体価格2,600円

Yoga for Common Ailments

よくわかるヨーガ療法
「あなたもできるヨーガセラピー」新装普及版

発　　　行	2005年6月15日
第　2　刷	2008年9月15日
発　行　者	平野　陽三
発　行　元	**ガイアブックス** 〒169-0074 東京都新宿区北新宿3-14-8 TEL.03(3366)1411　FAX.03(3366)3503 http://www.gaiajapan.co.jp
発　売　元	産調出版株式会社

著　者：R.ナガラートナ
　　　　H.R.ナゲンドラ
　　　　ロビン・モンロー

編　集：ヴィヴェーカナンダ・ヨーガ研究財団

監　修：木村　慧心
東京教育大学理学部を卒業後、京都大学、カイヴァルヤダーマ・ヨーガ大学に学ぶ。日本ヨーガ・ニケタン代表、日本ヴィヴェーカナンダ・ヨーガ・ケンドラ代表。日本アーユルヴェーダ学会理事。日本ヨーガ療法学会理事長。

翻　訳：橋本　光
立命館大学法学部を卒業。インド・米国にてヨーガを研修。オランダにて1年間ヨーガを指導。現在、日本フィットネスヨーガ協会代表として、フィットネス界にてヨーガインストラクターを育成、クラブへ派遣。

Copyright SUNCHOH SHUPPAN INC. JAPAN2008
ISBN978-4-88282-424-4 C2047

落丁本・乱丁本はお取り替えいたします。
本書を許可なく複製することは、かたくお断わりします。
Printed in China